치매,
잠든 뇌를
깨워라

치매,
잠든 뇌를
깨워라

초판 1쇄 인쇄 2022년 4월 10일
초판 1쇄 발행 2022년 4월 18일

지은이 | 선호상
펴낸이 | 임종관
펴낸곳 | 미래북
편집 | 정광희
본문 디자인 | 디자인 [연:우]
등록 | 제 302-2003-000026호
본사 | 서울특별시 용산구 효창원로 64길 43-6 (효창동 4층)
영업부 | 경기도 고양시 덕양구 삼원로73 고양원흥 한일 윈스타 1405호
전화 031)964-1227(대) | 팩스 031)964-1228
이메일 miraebook@hotmail.com

ISBN 979-11-92073-07-1 (03510)

치매,
잠든 뇌를
깨워라

선호상 지음

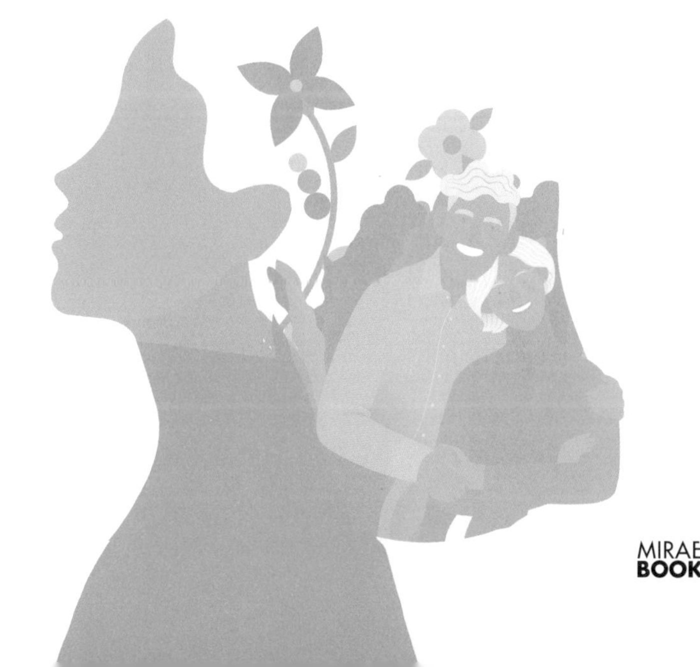

MIRAE
BOOK

들어 가는 글

오늘날 치매 환자의 수가 1천만 명에 육박하고 있다. 환자가 속한 가족들의 수를 3명씩만 추산해도 3천만 명이나 치매로부터 고통을 받고 있다는 얘기다. 이것은 곧 치매가 강 건너 남의 이야기가 아니라는 것을 말해준다. 따라서 치매를 앓고 있는 본인뿐 아니라 가족이든 아니든 우리 모두가 관심을 가져야 할 일이 된 것이다.

예전에는 치매를 단지 나이가 들어서 생기는 노망과 같이 어쩔 수 없는 괴질로 인식하여 병을 숨기고 제대로 된 치료를 받지 않았다. 그런데 안타깝게도 문명이 발달한 오늘날에도 대부분의 사람이 아직도 치매를 불치의 병으로 인식하고 치료를 포기하거나 당연한 노화 현상으로 생각하고 병의 진행을 방치하는 실정이며, 치매가 병이라기보다는 하나의 증후군이고, 그 대부분이 나이 들면서 서서히 드러나는, 퇴행성 증상으로 여기고 있다.

최근에는 치매에 대한 인식이 바뀌면서 치매에 관련된 많은 약물이 개발되고 발달된 검사를 통해서 정확한 진단이 내려지고 있다. 그래서 조기에 치료를 받으면 치매도 진행을 늦추고 더 나아가 예방하고 치료할 수 있게 되었다.

그러나 의학이 발달되었다고는 하나 치매에 걸리면 최소한 10년이라는 긴 세월을 투자해야 치료될 수 있다는 점이 문제다. 게다가 근래에는 청장년층에서 유병률이 늘어나고 있는 추세라는 것 또한 문제다. 그것은 아마도 현대 사회의 특성상 고도의 스트레스에 다른 신경학적 충격과 심신의 불균형이 빚어내는 사회혐오 심리가 원인일 수 있다. 특정 증상의 개선과 진행, 억제는 가능하지만 사실상 근본적인 치료는 불가능하다는 것이 이 질병의 가장 큰 어려움이다. 또 하나 간과할 수 없는 것이 치매 환자나 그 가족들이 최근에 많은 방송 매체에서 이것저것 듣게 되는 지식을 가지고 잘못된 이해와 판단을 하는 경우가 많다는 점이다. 방송 매체나 매스컴을 통해 나오는 지식들은 치매에 대한 상식선에 불과하기 때문이다.

치매라는 병은 마음과 몸을 함께 들여다봐야 하는 병이다. 그런데 우리는 그동안 그것을 관리 대상으로만 바라보았을 뿐이다. 나타나는 증상을 어떻게 가라앉힐 것인지를 고민했지, 그런 증상이 나타나는 근원이 무엇인지는 알려고 하지 않았다. 근원을 알아야 예방할 수 있고, 제대로 된 치료를 할 수 있다. 근원을 안다는 것은 곧 치매에 대한 전문지식을 알아야 한다는 것과 비슷하다.

이 책은 치매에 대한 기본지식에서부터 예방을 위해서 우리가 반드시 알아야 할 모든 것을 다루었다. 예방과 치료를 위한 근원을 아는 지식까지도 설명했다. 한마디로 말해서 치매에 대한 모든 지식이라고 해도 과언이 아니다. 치매에 대한 전문지식을 원하는 사람은 물론, 일반인도 누구나 이해할 수 있도록 쉽게 설명하려 했다. 그리하여 이 책이 치매를 앓고 있는 본인과 가족, 치매를 치료하는 의사를 비롯하여 의료현장에서 일하는 간호사, 사회복지사, 요양보호사들에게도 실제적인 도움이 되기를 간절히 바란다.

기억을 증진시키는

가장 좋은 약은

감탄하는 것이다.

_탈무드

Contents

02 part 치매의 증상과 기적의 치매 예방 치료법

03 part 평생 치매로부터 벗어나는 건강한 뇌 만들기

04 part 치매를 예방하는 최강의 식사법

05 part 치매 환자를 잘 돌보는 10가지 원칙

01 part

현대인이 가장 기피하는 병, 치매

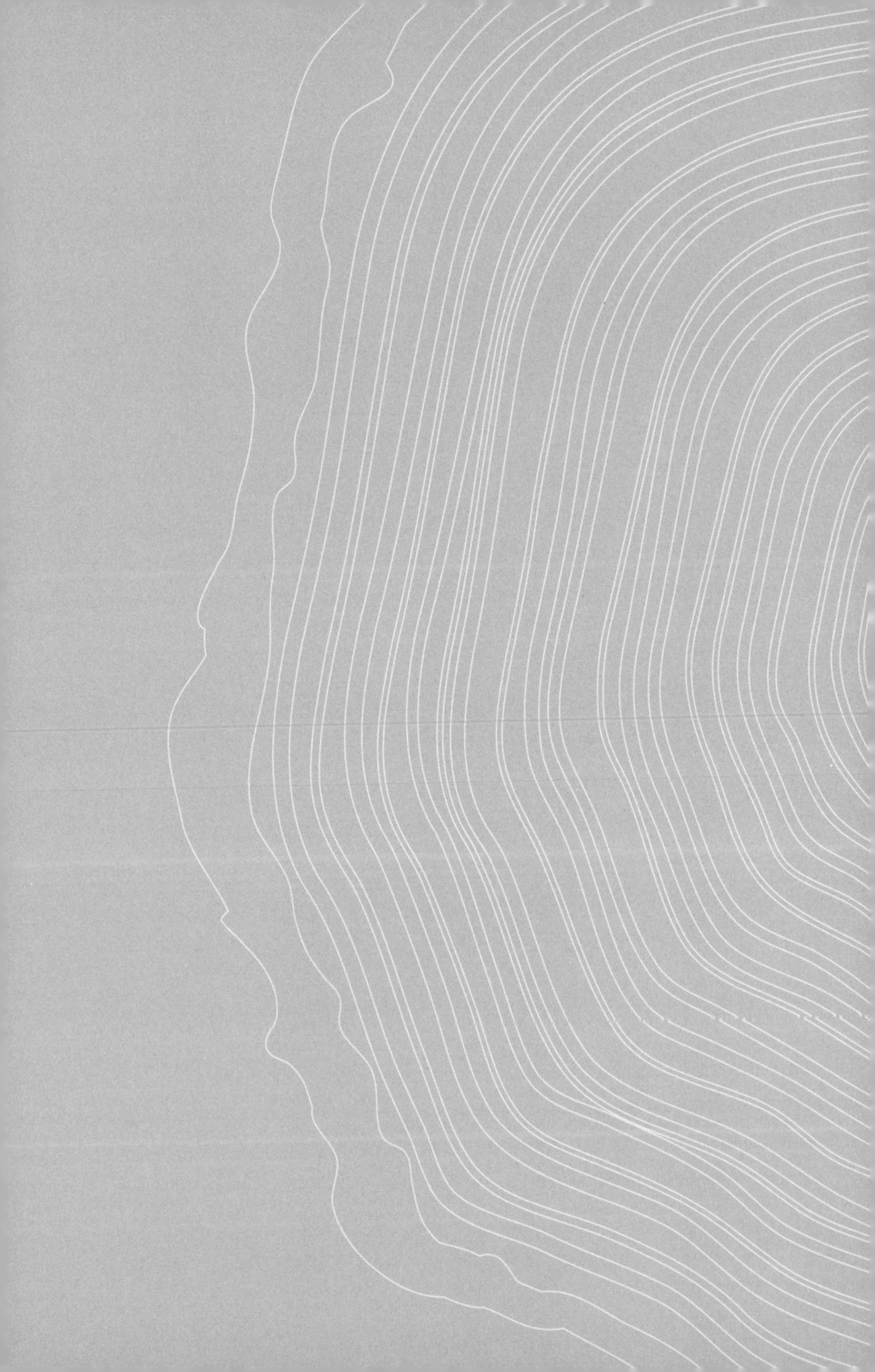

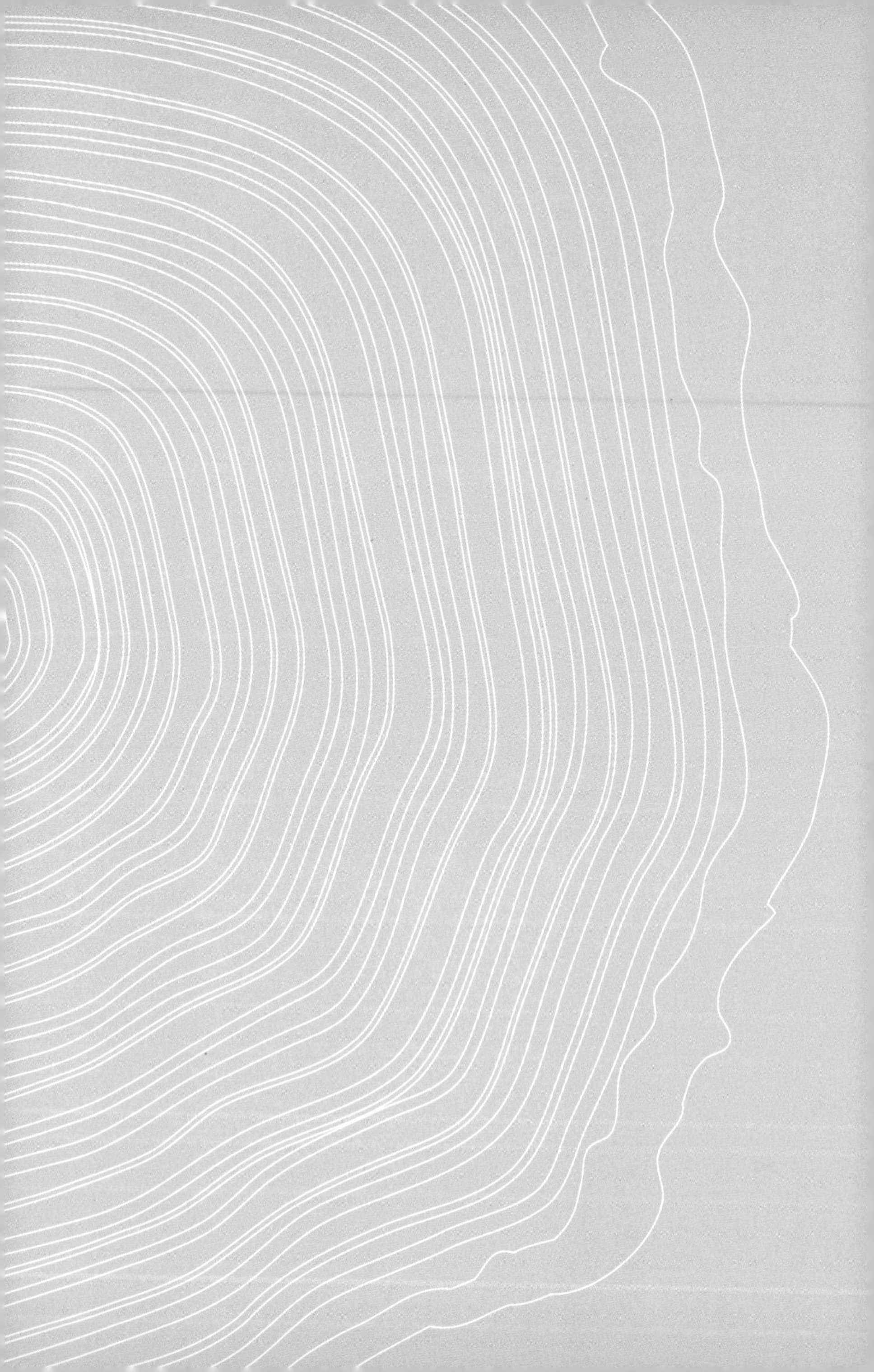

치매,
누구도
예외일 수 없다

전국치매역학조사 결과에 따르면 2017년 65세 이상 노인 중 약 10%인 70만 명이, 즉 10명 중 1명이 치매 환자라고 한다. 또한 2025년에는 100만 명을 돌파하고, 2040년이 되면 약 12%인 200만 명의 치매 환자가 발생할 것으로 예측했다. 수치상으로는 단지 2%에 불과하지만, 환자 수는 무려 3배로 증가한 것이다. 노인 인구가 급증하기 때문이다. 창원시와 같은 큰 도시의 모든 사람이 전부 치매 환자인 셈이다.

'치매'는 우리에게 낯설지 않지만, 가족이나 주변 사람들 중에 치매 환자가 없다면 너무나 멀게 느껴지는 말이기도 하다.

이 때문에 치매 환자의 가족을 제외하고는 큰 관심을 기울이지 않는다. 자신의 가족 중에는 일어나지 않을, 남의 일로만 생각하고 있기 때문이다. 그러는 동안 치매 환자는 늘어만 가고, 치매에 대한 막연한 걱정이 점차 생기게 된다.

2013년 5월 경북 청송에서는 한 80대 노부부가 함께 목숨을 끊은 사건이 있었다. 남편이 치매를 앓고 있는 아내를 차에 태워 저수지로 돌진한 것이다. 당시 88세였던 남편은 '이 길이 우리가 가야 할 가장 행복한 길이다'라는 유서를 남겼다. 이 노부부에게는 3남 2녀의 자식이 있었지만, 자식들이 노부부를 버린 것도 아니고 살기 어려운 형편도 아니었다. 오히려 논과 밭 등 많은 재산을 소유한 부농이었다. 하지만 치매가 찾아오자 그 노부부는 모든 것을 버리고 자살을 택하고 말았다.

이 이야기가 방송에 보도되면서 많은 사람이 충격을 받았으며, 도대체 치매란 것이 무엇인가 하는 의구심에 빠졌고, 치매 가족을 두지 않은 사람들에게도 두려움의 대상이 되었다.

전문 의사들은 '치매는 모르면 무서운 병'으로 꼽는다. 확실히 알고 준비하면 얼마든지 예방이 가능하고, 설사 병에 걸렸어도 효과적인 치료를 받을 수 있으며, 병을 지연시킬 수 있고, 더 나아가서 생활에 지장 없이 살 수 있다고 한다. 사실 치매에 대해 정확히 알지 못하기 때문에 겁부터 먹는다고 한다. 따라서 치매에 대해 아는 것은 곧 예방과 직결된다. 설령 치매에 걸렸더라도 조기 발견은 치매 치료에 어떤 약보다도 효과적이다. 일반적으로 이를 가장 먼저 알아차릴 수 있는 사람은 환자보다도 함께 사는 가족이다. 치매에 대해서 상식 수준이라도 알고 있다면, 증상이 미약한 초기에 바로 알아차릴 수 있으나 실제 이런 경우는 매우 드문 것이 사실이다.

치매는 개인 병이 아닌 가족의 병이기 때문에 치매 환자의 증가는 곧 치매를 둔 가족들도 늘어난다는 것을 의미한다. 2017년 치매 환자가 70만 명이면, 환자 1인당 가족이 3명이라고 치더라도 210만 명이 넘는 사람이 치매 가족인 셈이다. 우리나라 국민 100명 중 12명은 치매 환자를 둔 가족인 것이다. 특히 우리나라 치매 발병률은 9.4% 수준으로 65세 노인 10명 중 1명이 걸리는 병이다.

이제 우리나라에서 치매는 당신 가족만의 이야기가 아니다. 우리 모두 치매 환자나 가족이 될 확률이 점점 높아만 가고 있다. 그러면 지금부터 어떻게 해야 될까? 치매를 제대로 알고 빠르게 대처하여 이겨내야 한다. 명확히 알아야 정면으로 마주할 수 있다.

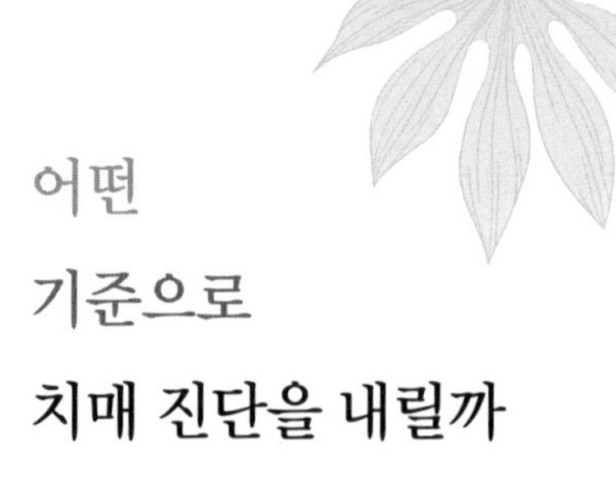

어떤 기준으로 치매 진단을 내릴까

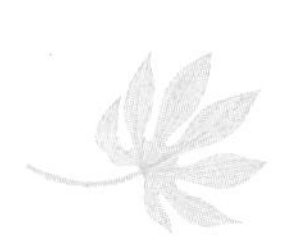

태어난 지 얼마 안 되는 아기의 뇌를 흔히들 아무것도 쓰여 있지 않은 일기장에 비유한다. 아기는 성장하고 살아가면서 많은 경험을 하게 되고, 여러 가지 일들을 익혀서 머릿속에 입력시킨다. 즉 지식이나 기억을 써 내려가는 일기장이 되는 것이다.

이에 반해 치매 환자의 뇌는 아기의 뇌와는 정반대로 이미 많은 경험과 정보, 기억이 수도 없이 많이 기록되어 있는 일기장이라고 말할 수 있다. 지금까지 살아온 50년 또는 60년의 삶이 소중하게 모두 기록되어 있는 일기장 말이다. 그런데 그 일기장이 너무 두껍고 무거운 데다 이곳저곳에 찢어진 곳이 많다. 더러는 없어진 페이지도 있다. 없어진 페이지는 특별한 이유도 없이 사라진 것이다. 치매 환자의 뇌는 바로 이런 모습에 비유할 수 있다.

치매란, 본인이 오랜 시간 동안 축적해온 지적 재산을 원하지 않는데도 조금씩 잃어버리는 과정이다. 전문적인 용어로 말하면 뇌세포 파괴로 인한 뇌의 손상으로, 언어 능력, 판단력 등 인지능력이 저하되어 일상생활을 정상적으로 할 수 없을 정도의 어려움을 겪는 질병이다. 즉 성인이 되고서부터 생기는 지적 장애라고도 말할 수 있다. 다시 말해서 한 번 획득한 지능이 무언가에 의해서 장애를 받아 지적 기능이 떨어지는 후천적인 질병이라는 뜻이다.

그렇다면 어떤 기준으로 치매라는 진단을 내리게 되는 걸까?

첫째, 장·단기 기억의 손상이 있을 때이다. 단기 기억의 손상은 5분 전에 보여준 새 물건을 기억하지 못하는 것이고, 장기 기억의 손상은 과거에 입수했던 정보를 기억하지 못함으로써 개인의 신상에 관한 것들이나 또는 일반적으로 알려진 사실 등을 기억하지 못하는 것이다. 치매 여부를 판단할 때 이

2가지를 확인한다. 예를 들어서, 6·25전쟁이나 대통령의 이름과 같은 아주 상식적인 것을 기억하고 있는지의 여부로 판단하는 것이다.

둘째, 다음의 4가지 사항 중 적어도 한 가지 이상에 해당되면 치매로 진단한다.

- 추상적 사고의 장애를 보이는 경우로 이때는 단어나 개념을 정의하지 못한다. 예를 들어서, 기차와 비행기라는 단어의 공통점과 다른 점을 말하지 못하는 경우이다.
- 판단장애를 보이는 경우로, 개인 간의 또는 직업과 관련된 문제를 다루는 데 합리적인 계획을 세우지 못한다. 예를 들어서, 자신이 지금 무엇을 하려고 했는지 기억하지 못하는 것이다.
- 기타 고위 대뇌피질 기능의 장애로 실어증이나 실행증, 실인증 등의 증상이 나타난다. 말을 더듬거나 걸음걸이가 늘어지거나 사람을 알아보지 못하는 등을 말한다.
- 성격이 변하여 발병 전의 특성이 바뀌거나 더 심해지는 경우로 사회생활이나 대인관계에 큰 지장을 준다.

치매의 종류에는 여러 가지가 많은데 그중에 대표적으로 알츠하이머 치매, 혈관성 치매, 루이소체 치매, 전두엽 치매 등이 있으며, 치매의 종류가 많은 것은 치매를 유발하는 원인이 수십 가지에 달할 정도로 많기 때문이다.

이제 치매의 대표적인 종류에 대해서 어떻게 시작되어 어떻게 진행되며, 치료는 어떤 방식으로 이루어지는지 알아보도록 하자.

가장
흔한 치매,
알츠하이머

65세 이상 치매 환자 중 약 40%가 이 알츠하이머 치매다. 특히 여성들에게 많이 나타나며 나이가 듦에 따라 그 비율이 점차 높아지고 있다. 우리나라의 경우 알츠하이머 치매에 걸리는 확률이 거의 70%에 달하며 그다음이 혈관성 치매(16.9%)이다. 그리하여 두 종류의 치매가 전체 치매의 약 90%를 차지하고 있다.

'알츠하이머'라는 병의 이름은 1896년 독일의 정신과 의사 알츠하이머가 최초로 보고해 붙어진 이름이다. 이때 보고된 환자는 51세의 여성으로 기억장애를 비롯해 여러 가지 증상을 보이며 행동하다가 중증의 치매로 사망했다.

인간의 뇌는 나이에 따라 누구나 수축된다. 뇌의 신경세포가 죽어가기 때문이다. 그런데 알츠하이머 치매는 뇌 전체가 급속히 위축되는 것이 특징이다. 알츠하이머 치매의 초기 증상은 건망증인 경우가 많아서 본인이나 가족도 나이 탓이라 생각하는 경향이 있기 때문에 초기의 발견이 늦어진다. 그러나 알츠하이머 치매는 느리기는 하지만 분명하게 진행하는 특징이 있다. 알츠하이머 치매의 진행 과정은 다음과 같이 3단계로 나누어 볼 수 있다. 이 3단계를 부르는 호칭은 전문가나 학자들마다 조금씩 다르다.

첫째, 건망기이다. 초기 단계인 '건망기'에는 정보를 인지하고 기억하는 것이 곤란해진다. 그래서 몇 번이나 다짐받았던 일도 금방 잊어버리게 되고, 심지어는 방금 식사를 하고서도 식사를 준비해달라고 재촉하거나 지갑을 놓아둔 곳을 잊어버려 헤매는 행동을 보이기도 한다. 또 쇼핑을 하러 가서 몇 차례나 같은 물건을 사 오기도 하고, 가까운 사람의 이름을 떠올리지 못하거나 대화 도중에 '이거'나 '저거' 등의 대명사를 사용하는 횟수가 늘어난다.

건망기 이후에 나타나는 것이 제2단계인 혼란기이다. 혹은

'중기'라고 부르기도 한다. 이 단계에서는 환자의 행동에 여러 가지 혼란이 나타나는 시기다. 자신이 현재 있는 장소를 알지 못하고, 시간 감각이 상실되고, 자택에 있으면서도 집에 돌아가겠다고 말한다. 가족들이 잠시 돌보지 못하는 틈을 타 혼자서 밖을 돌아다니기도 하며 비누나 방향제 같은 먹을 수 없는 것을 먹는 행동도 한다. 또 전체 내용을 기억하지 못하거나 단편만을 기억하고, 사실을 잘못 인식함에 따라 망상이 생겨 '요즘 내 물건이 자주 없어지는데 누구 짓이야!' 하는 식으로 오해를 하기도 한다.

마지막은 종말기이다. '말기'라고도 지칭한다. 가까운 사람이 누구인지도 모르게 되고, 마지막에는 자기 자신이 누구인지도 알지 못한다. 손자가 "할아버지!" 하고 불러도 인식하지 못하고 멍하니 앉아 있거나 누가 "성함이 어떻게 되세요?" 물어도 대답을 하지 못한다. 이해력도 현저하게 떨어져 말할 때 의미 없는 단어만 나열하고 심한 경우 감정표현마저 없어져 그저 하루를 멍한 상태로 보내기도 한다.

건망기부터 종말기에 이르는 기간은 짧은 경우 3~4년, 길면 10년을 넘는 경우도 있다. 증상이 나타나면서부터 사망에 이르는 기간은 약 5년에서 10년 정도로 보고 있다.

초기 단계에는 주로 약물치료를 하게 되고, 조사결과 약물치료가 상당한 효과를 보이는 것으로 나타났다. 2005년 영국 의료진이 초기 단계에 치매 증세를 보인 환자 270명을 조사한 바에 의하면 5년간 꾸준히 약물치료를 받은 사람의 90%가 치매 진단을 받은 지 5년이 지나도 별다른 지장 없이 집에서 일상생활을 하고 있으며, 가족들을 괴롭히지 않는 것으로 나타났다. 하지만 약물치료를 포기한 사람 10명 중 6명이 요양시설에 들어가 있거나 들어가야 할 정도로 악화되어 일상생활을 하지 못하는 결과도 있었다.

알츠하이머 치매가 왜 발생하는지는 아직 분명하게 규명되지 않고 있어서 예방도 불가능하다고 봤지만, 최근에는 '생활습관병'으로 보는 학자들이 많아졌다. 이들의 의견이 어느 정도 옳다는 전문가들의 동의가 있으며 이들 학자의 이론에 따르면, 불량 단백질인 베타아밀로이드 단백질이 쌓이는 것을 막을 수 없지만, 평소 뇌 운동으로 뇌세포를 단련시키면 불량 단백질의 공격을 버틸 수 있는 뇌를 강하게 할 수 있다고 한다. 따라서 치매의 싹이 트기 시작하는 40~50대부터 규칙적인 운동과 건강한 식습관 등 평소 생활습관을 개선하면 충분히 예방할 수 있다는 것이다.

생활습관의 개선은 앞으로 이야기하겠지만 마음 수업, 즉 마음 훈련을 통해서 이룰 수 있다. 정신훈련과 함께 건강한 생활습관을 가지면 치매는 얼마든지 예방할 수 있다.

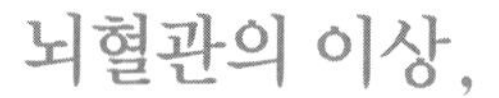

뇌혈관의 이상, 혈관성 치매

혈관성 치매 또는 뇌혈관 치매라고도 부르는데, 이것은 원인이 불명확한 알츠하이머 치매와 비교하면 훨씬 간단하게 설명이 가능하다. 혈관성 치매의 원인은 주로 뇌경색, 뇌출혈 등이다. 혈관이 막히거나 터져 뇌세포에 산소가 공급되지 않으면 뇌세포가 일시에 많이 파괴되고, 뇌의 기능이 상실되어 치매가 발생한다. 여성보다 남성이 걸릴 확률이 높으며, 뇌경색 등 원인이 분명하다는 것, 그리고 갑자기 발생한다는 것이 혈관성 치매의 특징이다.

알츠하이머 치매는 서서히 진행되어 병에 대비할 수 있는 시간을 주지만 혈관성 치매는 어느 날 하루아침에 발생하여 치매 환자가 기억을 잃고 가족을 못 알아보는 결과를 낳는다. 또 혈관성 치매는 뇌경색 발작이 계기가 되어 증상이 나타나기 때문에 시기가 명확하다. 치매의 진행 역시 발작이 있을 때 진행이 시작되었다가 그 후에는 잠시 진행이 멈추기도 한다. 그러고는 또다시 발작이 일어나면서 진행이 시작되는 식으로 단계적인 악화 과정이 있다.

구체적인 증상으로는 기억이나 계산, 이해력 등의 지능저하가 시작되고, 전반적인 지능저하라기보다는 부분적으로 지능저하가 나타나고 일부는 유지되기도 한다. 예를 들어서, 커피를 타러 주방에 가서 '내가 뭘 하러 왔지?' 하고 잊어버리는 경우이다. 알츠하이머 치매는 어떤 사실이나 사건 등의 경험 자체를 잊어버리는 데 반해, 혈관성 치매는 자신이 뭔가를 잊어버렸다는 사실을 자각하고 이를 비관하며, 그로 인해서 자발성이 저하되고 우울증에 걸리는 사람이 많다.

혈관성 치매는 알츠하이머 치매와 달리 명확한 예방책이 있다. 즉 뇌경색과 뇌출혈의 주요 원인이 고혈압, 당뇨, 고지혈증, 심장병, 비만에 있으므로 평소 이러한 질병들을 잘 관리하거나 고치는 것이 곧 혈관성 치매를 예방하는 첩경이다.

전두엽 치매, 루이소체 치매

알츠하이머 치매와 혈관성 치매에 비해 발생하는 비율이 현저하게 적지만 치매의 종류 중에 전두엽 치매와 루이소체 치매라는 것이 있다. 뇌의 전두엽에서 측두엽에 이르는 일정한 부분이 위축되어 발생하는 치매를 말한다. 대표적인 것이 핑크병이라고 해서 40~60대 사이에 일어나는 치매로 증상이 단발적인 것이 특징이다. 또한 기억 장애보다는 인격의 변화나 이상행동이 초기 단계에서부터 눈에 띄게 나타나는 경향이 있다. 전에는 옷을 잘 입고 다니던 사람이 갑자기 옷에 신경도 쓰지 않고 몸가짐도 엉망이 되어서 폭언을 일삼게 되는 경우다. 감정 조절이 되지 않아 자신의 욕망이 그대로 드러나는 행동을 하거나 머리에 떠오른 것을 아무 생각 없이 말하는 등 증상 이전의 사람으로는 도저히 하지 못할 말과 행동을 한다.

루이소체 치매는 최근에 많이 발생하고 있는데, 베타아밀로이드가 아닌 루이소체라는 물질에 의해 뇌세포가 파괴되는 병으로, 가장 큰 특징은 생생한 환각을 들 수 있다. 특이 이들은 '눈앞에 파란 바다가 펼쳐져 있다'는 등 생생한 환시 상태를 보인다. 잠꼬대나 심한 몸부림을 동반한 악몽 같은 수면 현상이 자주 나타나기도 한다. 그리고 하루 중 인지 능력의 차이가 큰 것이 특징이라고 할 수 있다. 오전에는 중증 치매 환자처럼 심각한 기억장애를 보이다가도 오후가 되면 놀라울 정도로 평상시와 비슷한 기억력을 보이는 것이다. 이 치매 역시 아직까지 그 원인이 무엇인지 확실하게 밝혀진 것이 없어서 치료 또한 힘든 상태이다.

레비소체형 치매는 알츠하이머 치매와 혈관성 치매에 비해 낯선 치매다. 일본의 경우 불과 20년 전에 밝혀진 치매로, 그 이전에는 알츠하이머 치매나 혈관성 치매와 혼동하는 경우가 잦았다. 레비소체형 치매는 뇌 내 대뇌피질에 '레비소체'라는 특수한 변화가 다수 나타나면서 인지 기능에 문제가 생기며 다양한 치매 증상을 보이는 것이다. 특히 환각, 보행 곤란, 자주 넘어짐 등의 증상이 있다.

뇌에 걸리는 당뇨, 파킨슨 병

파킨슨 병 하면 떠오르는 사람이 한 사람 있다. 1996년에 열린 애틀랜타 올림픽에서 세계 이목이 성화 봉송자에 쏠렸는데, 과거 무적의 프로권투선수이자 헤비급 세계 챔피언으로 한 시대를 풍미했던 무하마드 알리가 그 자리에 섰기 때문이다. 그런데 성화대에서 그는 우둔한 걸음걸이, 표정 없는 얼굴을 하고 있었다. 그리고 너무 심하게 손을 떨고 있어 손에 쥐고 있는 성화봉을 떨어뜨릴 것만 같았다. 그 당시 알리는 외상성 파킨슨 병을 앓고 있었던 것이다. 그의 병은 권투를 하면서 생긴 것으로 밝혀졌고, 알리를 통해서 알려지기 전까지는 세상에 많이 드러나 있지 않은 병이었다. 알리는 파킨슨 병 환자를 위한 자선사업 등 많은 활동을 하고 있다고 전해진다.

파킨슨 병은 떨림, 강직, 운동 완만 증상을 보이는 대뇌 신경계의 퇴행성 질환이다. 이 병은 1817년 영국 의사인 제임스 파킨슨이 자신이 경험한 6명의 환자가 보였던 임상 소견을 분석하여 '진전 마비에 대한 고찰'이라는 제목의 논문으로 발표하여 세상에 알려졌다. 알츠하이머 치매가 여성에게 많이 걸리는 것과는 달리 파킨슨 병은 남자에게 흔한 것으로 알려져 있다. 대개 50~60세 사이에 많이 걸리는 이 병은 발병한 지 8년 동안 생존이 가능하다고 한다.

증상으로는 간단히 요약하면, 첫째로 운동기능의 장애, 둘째로 자율신경 상실, 셋째로 안구 운동장애로 볼 수 있다. 운동기능의 장애로 나타나는 증상으로는 운동량이 점차 줄어들면서 운동하기가 점차 어려워지는데, 심하면 눈을 깜빡이기도 힘들어진다. 얼굴에 표정이 사라져 마치 탈을 뒤집어쓴 사람처럼 보이기도 한다. 강직으로 나타나는 증상은 몸의 근육이 뻣뻣해지고, 억지로 힘주어 움직이려면 마치 납으로 된 수도관을 구부리는 것과 같은 힘든 느낌을 받는다. 진전의 증상으로는 사지를 부들부들 떨며, 특히 이런 현상은 상지(上旨)에서 잘 나타나고 대개 1초당 4~8차례의 빠른 속도로 떤다. 그러나 정지하고 있는 동안에 나타나고 움직이기 시작하면 사라지는 것이 특징이다. 자율신경실조에 의한 증상으로는 자세의 변화에 따라 저혈압이 오기도 하고, 남자들에게는 발기부전 증상이 나타나기도 한다.

파킨슨 병에 동반되는 치매 증상은 알츠하이머 치매에서 보이는 증상처럼 심하지 않으며, 건망증과 같은 대뇌의 고위 기능이 손상을 받아 생기는 증상은 뚜렷하게 나타나지 않는다.

파킨슨 병 환자를 완전히 치료하는 방법은 아직까지 확실하게 개발된 것이 없기에 환자가 보이는 증세를 통제하는 단기 치료법을 사용하고 있는데, 치료제로 사용하고 있는 약이 대부분 항정신약제 등이다. 하지만 부작용이 심하여 환자에게 나쁜 영향을 미치는 경우가 많아 전문병원에서도 환자의 상태가 심하지 않으면 이 약을 권하지 않고 있는 실정이다.

증상 때문에
가족들이 힘든
레비소체 치매

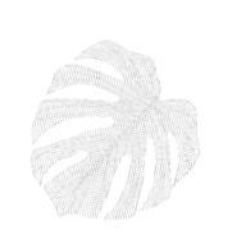

레비소체 치매는 알츠하이머 치매와 혈관성 치매에 비해 낯선 치매의 종류이다. 우리나라는 말할 것도 없고 일본의 경우에도 불과 20년 전에 밝혀진 치매로, 그 이전에는 알츠하이머 치매나 혈관성 치매와 혼동하는 경우가 잦았다.

나이 든 치매 환자의 뇌를 연구한 결과 치매 환자의 15~25%는 뇌줄기와 대뇌피질에서 레비소체가 발견되었다. 치매 환자의 병리 소견에서 이 레비소체가 알츠하이머 치매에만 있는 것이 아니라 그다음으로 많은 환자에게서 발견되었다. 그리하여 그런 환자에게 붙여진 치매의 병 이름이 레비소체 치매이다.

레비소체는 원발성 파킨슨 병 환자의 뇌 여러 부위에 있는 신경세포 안에서 볼 수 있는 세포질 봉합체로 파킨슨 병을 진단하는 병리학적 기준이 되기도 한다. 레비소체 치매 환자의 대뇌를 조사한 결과 뇌줄기의 '흑질'이라는 부위에 모여 있으면서 멜라닌 색소가 있는 신경세포가 죽어 없어졌고, 살아 있는 일부 신경세포의 세포질에서 레비소체라고 하는 세포질 봉합체가 발견되었으며, 대뇌피질에 있는 신경세포질에서도 발견되었다.

이 레비소체 치매 환자에게서는 주로 3가지 증상이 나타난다. 첫째, 인지 능력이 올라갔다 내려갔다 반복하는 것이고, 둘째는 환각 증상이며, 셋째는 가벼운 운동성 파킨슨 현상이다. 인지 기능이 올라갔다 내려갔다 하는 증상은 레비소체 치매 환자에게서 흔히 볼 수 있는 증상이다. 초기 단계에서 환자는 인지 기능과 전반적인 수행능력이 손상되어 있다는 것을 나타내는데, 이러한 손상이 주기적으로 정상적이었다가 또는 거의 정상적인 단계의 상태로 돌아가는 것이 반복적으로 일어난다. 주의력과 의식이 명료했다가 곧 희미해지는 현상이 나타나며, 이러한 현상들이 왔다 갔다 한다. 환시 현상 역시 반복적으로 보이는데, 짐승이나 누군가가 집으로 들어온다고 하기도 하고, 때로는 벽이나 천장에 글씨가 쓰여 있다고 말하기도 한다. 마지막으로 나타나는 증상은 운동성 파킨슨 증상이다. 목소리가 작아지거나 가면 모양의 표정을 짓거나 구부정한 자세를 취하고, 천천히 걷는 증상도 흔히 볼 수 있는 증상들이다.

영국 뉴캐슬 대학의 이언 매키스 교수가 알츠하이머 치매 치료제로 개발한 엘셀론을 레비체 치매환자에게 투여했더니 병적인 행동이나 정신이 많이 경감되었으며, 일부 환자들은 이 약을 복용한 후 환각 증세가 완전히 사라졌다는 보고가 있다. 그러나 아직 확실한 치료 약이 개발되지 않았다는 것이 현실이다. 따라서 치료는 그때그때 나타나는 증상들을 억제하는 수준에 지나지 않는다고 할 수 있다.

치매는 사람을 가리지 않고 찾아온다

대부분의 사람은 모든 불행한 일이 우리 가정이나 나에게만은 일어나지 않을 것이라 믿고 살아간다. 치매 역시 마찬가지다. 더구나 치매는 사람을 가리지 않고 누구에게나 찾아온다는 사실을 인식해야 한다. 치매는 국가와 인종을 불문하고 지구상 어느 곳에나 찾아갈 수 있다. 세계보건기구(WHO)에 의하면 2017년 전 세계 치매 인구를 약 4,000만 명으로 추산했다. 치매 환자의 분포는 그 지역의 인구 평균수명과 비슷한 모습을 보이고 있으며, 고령화가 급속히 진행되고 있는 아시아 지역에만 2017년에 1,950만 명을 넘은 것으로 추산된다.

현대 의학의 발전으로 인간의 수명이 길어지면서 최근 치매 환자도 급증했다. 수명이 짧았던 과거에는 치매에 걸릴 정도로 노쇠하기 전에 사망하는 경우가 많았지만, 100세 시대를 눈앞에 둔 지금은 치매에 걸릴 확률도 점차 높아지고 있다.

역사 속에 유명한 인물을 통해서도 우리는 치매라는 병을 발견할 수 있다. 지금으로부터 4,500년 전인 기원전 2,500년대에 고대 이집트의 재상이자 철학자로 이름을 날렸던 프타호테프라는 주위에 거주하고 있던 한 노인의 상태를 보고 "그는 기억이 점점 멀어져 가고 어린이처럼 변해 간다"고 묘사한 기록이 있다. 그 후 얼마 지나서 다시 그 노인을 바라본 그는 그 노인의 당시 상태를 바라보고 "그는 기억이 가물거리고 악마로 변했다"라고 표현하며 치매의 증상임을 묘사했다.

우리나라 역사에서는 80세를 넘긴 영조가 치매를 앓은 것으로 기록된다. 최근에는 미국의 40대 대통령인 로널드 레이건이 알츠하이머 치매를 앓다가 사망했다. 그는 퇴임한 후 5년이 지난 1994년 11월, 자신이 알츠하이머 치매에 걸렸다는 사실을 공표했다. 냉전시대 자유 진영을 대표하는 미국의 전직 대통령이 치매에 걸렸다는 사실은 세계적으로도 많은 사람들에게 큰 충격을 안겼다.

영국의 총리 헤럴드 윌슨은 자신이 치매에 걸린 사실을 알고 정상적인 근무를 할 수 없다고 판단하여 스스로 총리직에서 물러나기도 했다. 미국의 역대 대통령 4명과 영국의 총리 중 4명이 치매를 앓았다는 학계의 연구보고가 있다. 우리나라의 유명인 중에도 치매에 걸린 사람이 적지 않다. 사회에서 많은 존경을 받고 있어서 이름만 대면 누구나 다 아는 유명 대학교수와 CEO에게도 치매가 찾아갔다. 치매를 앓고 있는 한 대학교수의 부인은 "남편은 이제 사람을 제대로 알아보지 못합니다"라고 말했다. 이것은 그의 남편에게 치매가 상당히 진전되었음을 시사하는 말이었다.

사례들을 통해서 우리가 알 수 있는 것은, 치매는 사람을 가리지 않으며 나라와 인종도 구분하지 않는다는 사실이다. 따라서 하루빨리 치매 예방과 조기 발견을 위해 노력하지 않으면 안 된다. 적어도 10년 전에 치매가 싹이 트기 시작한다고 하므로 일찍부터 조기에 발견하여 예방에 힘쓰지 않으면 안 된다. 치매가 진행되어 중증 상태로 갔을 때는 백약이 무효다.

만약 가족 중에 치매의 증상이 나타나면 설마 하는 생각을 버리고 재빨리 대책을 세워야 한다. 물론 인근 병원이나 보건소를 찾아가서 진단을 받도록 하는 것이 대책 중에 최우선임은 말할 것도 없다.

치매 환자를 둔 당신이 먼저 현실을 받아들이는 것이 중요하며, 환자도 받아들일 수 있도록 설득해야 한다. 치매는 사람을 가리지 않고 찾아온다는 사실을 인정하고 받아들일 때 올바로 된 치료방법을 찾게 되고 병을 고칠 수 있다.

평소 습관이 치매 발병 여부를 결정한다

우리의 뇌세포는 비슷한 수명을 타고난다. 그래서 만약 뇌세포가 똑같은 영향을 받는다면 나이 들어 어느 한순간 동시에 뇌의 수명이 다할 것이다. 그렇게 되면 어제까지 멀쩡하게 살던 사람이 어느 날 갑자기 치매에 걸리거나 생명이 중단될 수도 있다. 하지만 다행히 각각 뇌세포는 사용빈도나 혈액 공급, 씹기 운동, 회복 능력에 따라 수명에 차이가 있다. 뇌는 단련하는 정도에 따라 건강한 뇌세포로 변하여 좀 더 오래 사용할 수 있는가 하면, 사용빈도의 저하로 무용지물이 되어 일찍 폐기되는 뇌세포도 있다.

어느 날 갑자기 당신 가족 중에 어르신 한 분이 기억력이 떨어지고 말을 더듬으면 나이 들어서 생기는 현상인 줄 알고 무심하게 지나쳐버릴 것이다. 그렇게 간과해버리는 것은 집안에 치매에 걸려 돌아가신 분도 없고 할아버지, 할머니뿐만 아니라 친지 중에서 치매에 걸려 돌아가신 분이 한 분도 안 계셨기에 그렇게 생각을 하게 되는 것이다. 바로 이런 점에서 치매에 대한 오해가 생긴다. 치매는 유전으로 인해서 생기는 병이라 생각하고 가족 중에 어느 누구도 치매에 걸린 사람이 없었으므로 그런 행동을 치매의 시작으로 보지 않는 것이다. 그리하여 치매에 대한 예방을 하지 않고 치료의 골든타임을 놓쳐 버린다.

대부분의 치매는 어느 날 갑자기 찾아오는 것이 아니라 오랜 시간을 두고 진행되는 병이다. 이런 이유로 예방하거나 치료하는 데 시간이 오래 걸리지만, 이렇게 변하고 진행하는 동안 특별한 증상이 나타나지 않은 경우가 많아서 아무런 대책 없이 지내다가 그 가족은 중증 치매 환자가 되고 마는 것이다. 많은 사람이 치매는 유전병이고, 우리 집안에 치매 환자가 없으므로 자신과는 상관없는 병으로 알고 있는 경우가 많다. 하지만 혈관성 치매의 경우 대부분 생활습관과 관련이 있으므로 유전과는 거리가 멀다.

또 한 가지 치매에 대한 오해는, 치매는 먼 훗날의 문제라는 생각이다. 먼 훗날로 생각하고 흡연 및 폭음 등의 불규칙적인 생활을 계속하면 치매는 의외로 빨리 찾아온다. 하루하루 살아온 습관이 누적되어 치매가 되기도 한다. 현재 포장되지 않은 험한 길을 달리고 있는지, 잘 포장된 도로로 안전하게 달리고 있는가에 따라 훗날 전혀 다른 결과로 나타나는 것이다.

따라서 늦어도 40대 중반부터는 치매 예방을 시작해야 한다. 한창인 40~50대에 무슨 치매 걱정을 하느냐고 말할 수 있지만 결코 그렇지 않다. 뇌는 매일매일 쇠퇴하고 있다. 뇌세포는 매일 조금씩 죽어가고 있다. 평균수명이 80세를 넘어선 오늘날 누구도 치매를 피할 수 없는 이유다. 젊었을 때부터 뇌를 가꾸는 일이 중요하고, 치매의 경고음이 울릴 때는 그 신호를 놓치지 말고 즉시 대처해야 한다.

초기에 발견했다고 해도 뇌 속은 겉과 달리 이미 많이 변한 상태이다. 이해하기 쉽게 말하면 초기 치매도 겉으로 나타난 기억력은 40% 정도 감소한 상태라면, 뇌 속의 변화는 훨씬 심각하다. 뇌 기능의 70%가 없어진 상태로 이미 60%의 뇌세포가 소멸된 것이다. 이런 이유로 치매를 조기에 발견하는 것도 중요하지만 더 중요한 것은 훨씬 전부터 뇌가 조금씩 망가져 왔다는 것을 아는 것이다. 망가진 뇌세포는 되돌릴 수 없으며 누적되면 치매가 된다. 그래서 치매는 예방이 무엇보다도 중요하다.

치매는 예방할 수 있다

치매에 걸린 가족들을 둔 사람은 말할 것도 없고 주위의 많은 사람이 치매는 예방할 수 있는지, 치료가 가능한지 전문가들에게 묻는다. 그러면 전문가들은 한마디로 대답한다. '치매는 예방할 수 있으며, 치료도 가능하다'라고 말이다. 다만, 전문가들은 전제조건이 있다고 말한다. 즉 치매 증상이 나타나기 전 수많은 가벼운 전조 증상이 나타나는데, 가족들이 잘 살피면 충분히 치매 발병을 미리 알 수 있다는 것이다. 그런데 그렇게 가족들이 잘 관찰해서 조기에 발견했느냐, 아니면 한참 진행한 뒤에 알았느냐가 더 중요하다. 조기에 발견했으면 예방도 가능하고 치료도 특별한 치매 외에는 가능하다. 그렇지 못할 경우에는 아쉽지만 예방도 치료도 불가능하다.

그렇다고 모든 치매를 예방하고 치료할 수 있다는 것은 아니다. 치매라는 것은 뇌 인지 기능이 망가지는 현상을 말하는데, 치매를 일으키는 원인은 아마 100가지도 넘을 것이다. 이 중에는 충분히 예방할 수 있는 치매가 있고, 부족하지만 괜찮은 상태를 유지하는 치매도 있으며, 때로는 치매 치료 시기를 놓쳤거나 현대 의학으로는 어쩔 수 없는 중증 치매로 발전하여 결국 비참하게 생을 마감하는 치매도 있다.

현재 80대 노인들 3명 중 1명이 치매 환자인데, 그중에서 많은 사람이 알츠하이머 치매라고 하며, 이 알츠하이머 치매는 일단 발병하면 완치가 불가능하다. 또한 이 알츠하이머 치매를 완벽하게 예방하는 방법도 없다고 한다.

이와 반대로 혈관성 치매는 술, 담배, 고혈압, 당뇨, 콜레스테롤 등을 조절만 잘하면 예방이 100% 가능하다고 한다. 이처럼 혈관성 치매는 예방 및 치료 효과가 매우 좋은데, 요즘은 알츠하이머 치매도 결국 혈관성 치매가 아니냐는 쪽으로 연구가 진행되고 있다. 즉 알츠하이머 치매도 혈관의 영향을 받는다면 이 역시 예방이 가능해진다는 의미다.

아무리 의학이 발달해도 세월의 흐름에 따른 노화 현상을 미리 100% 막을 수 없다. 하지만 예방과 치료를 잘한다면 본인의 수명 내에서 최악의 중증 치매까지 가는 사태는 대부분 막을 수 있다. 그래서 우리 생활에서 치매를 예방하기 위해서 쉽게 할 수 있는 몇 가지만 이 지면을 통해 소개하고자 한다.

첫째, 잠을 충분히 자는 것이다. 불면증과 우울증은 정신의 집중력을 떨어뜨려 몸이 제대로 활동할 수 없게 한다. 충분한 수면은 뇌를 쉬게 하는 효과가 있다. 짧은 낮잠은 몸의 활력을 되찾게 해주는 효과는 있지만, 낮잠 시간이 길어지면 세포들이 늦게 깨어나게 되므로 오히려 역효과가 나타난다. 잠이 안 올 때 책을 읽거나 TV를 시청하는 것도 잠을 자게 하는 한 방법이다.

둘째, 비타민 C나 E가 들어있는 식품을 충분히 먹는 것이다. 비타민 C와 E는 산화를 방지하는 효과가 있고, 뇌에서 신경세포를 파괴하는 독성물질인 자유기라고 하는 것을 없애주는 효과도 있다. 비타민 E를 알츠하이머 환자에게 사용한 결과 기억력과 인식력을 향상시키는 효과가 있었다는 연구결과도 있다.

셋째, 가족 중에서 특히 노인들의 우울증은 방치해서는 안 된다는 것이다. 노부부 중에 한쪽이 먼저 세상을 떠나면 상심하여 우울증에 빠지기 쉽다. 슬픔에 젖어 혼자 있는 시간이 많아지면 신체 활동이 줄어들고 집중력이 떨어지는 등 두뇌 기능 역시 떨어진다. 가급적이면 가족들과 함께하는 시간을 많이 갖도록 하는 것이 우울증을 막는 길이다. 톨스토이는 우울증에서 벗어나는 유일한 길은 "아주 단순한 방법으로 누군가를 돕는 것이다. 그때그때 상황에 맞게 누군가를 위해 일하면 된다"라고 그의 일기장에 기록했다고 한다.

마지막으로 규칙적인 운동을 하는 것이다. 특별한 운동을 하기가 힘들다면 걷기라도 매일 하는 것이 좋다. 하루에 적어도 30분씩 집 주위를 산책하면서 활발히 걷는다. 거기에 보고, 듣고, 읽고, 외우고 하는 뇌의 운동도 멈추면 안 된다. 부지런히 온몸을 움직여서 혈관이 뇌에 잘 흐르도록 해야 한다.

이렇게 적어도 제시한 것들만 의식하고 잘 실천하면 치매는 얼마든지 예방할 수 있다.

02 part

치매의 증상과 기적의 치매 예방 치료법

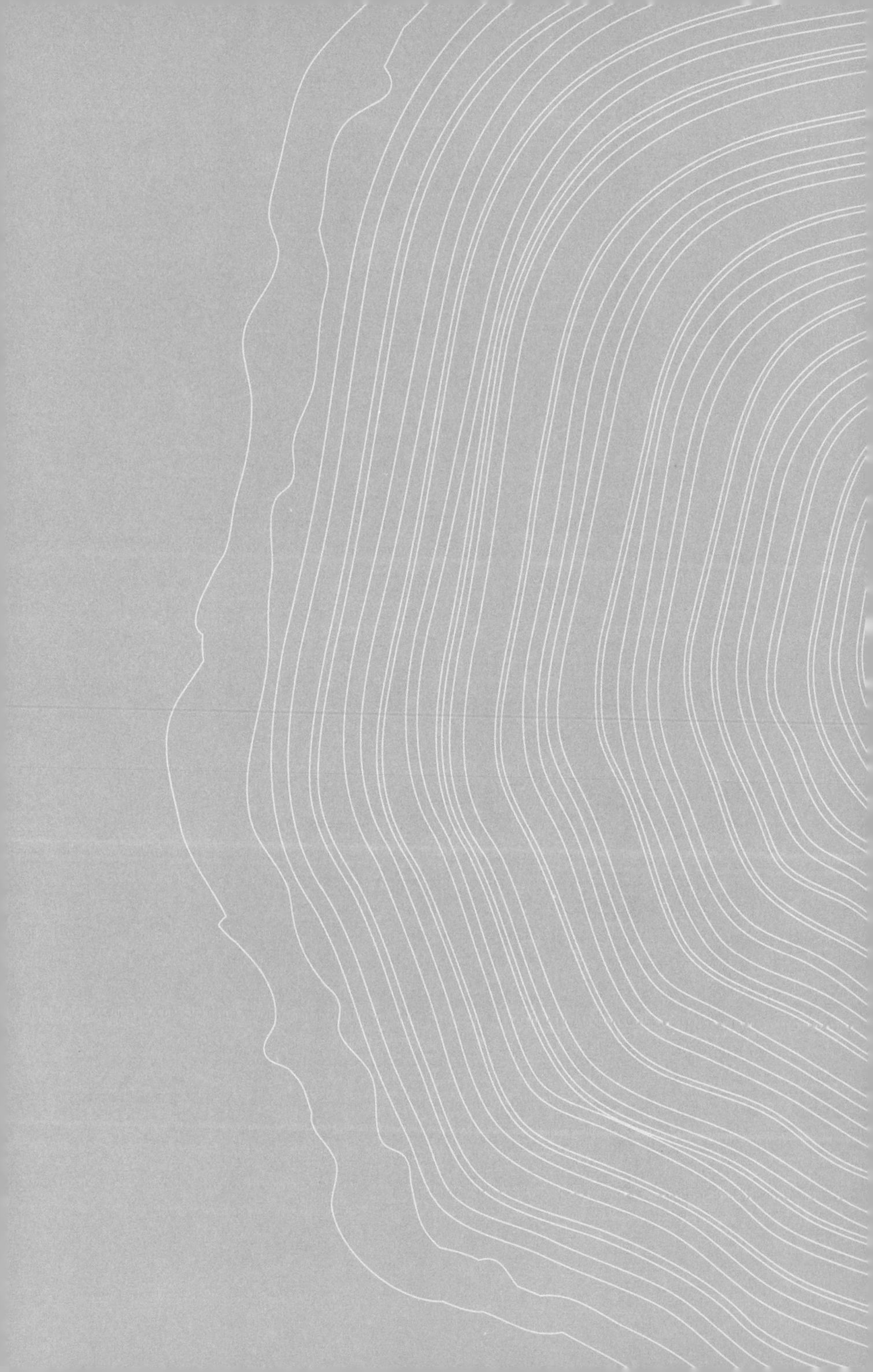

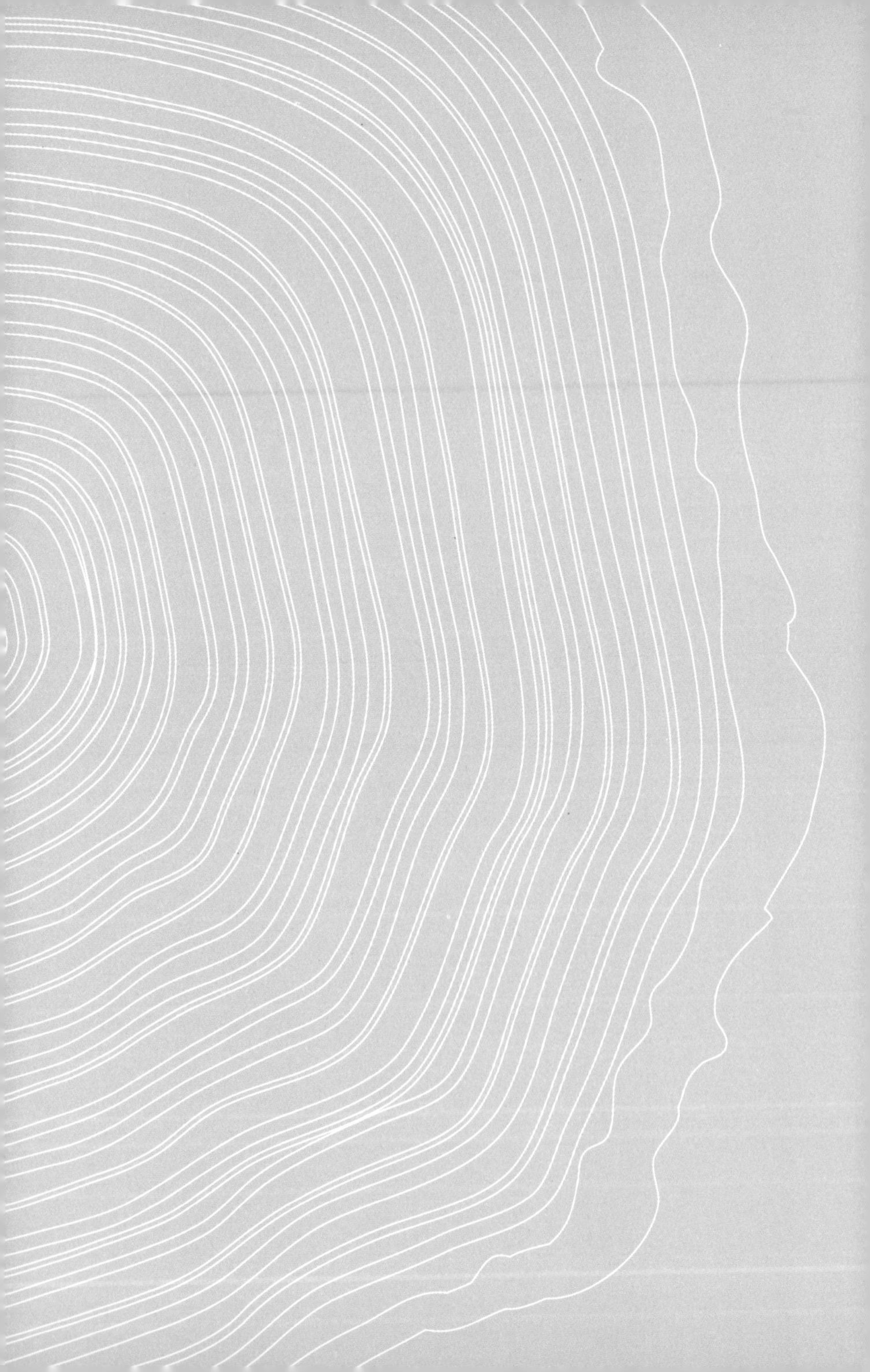

언어로 나타나는 초기 증상

치매 환자들이 언어상으로 보이는 초기 증상은 다음과 같은 몇 가지가 있다.

첫째, 어느 날 갑자기 "밥맛이 없다"고 말하는 것이다. 언어상에 나타나는 첫 번째 증상은 어느 날 갑자기 "밥맛이 없다"고 하면서 예전 같이 식사를 하지 않는다. 그때부터 식사량이 줄어들면서 체중이 눈에 띄게 감소된다. 이때 치매의 초기 증상이 시작되었다는 것을 간파해야 한다.

치매가 찾아오면 제일 먼저 뇌 인지 능력이 떨어진다. 뇌 인지 능력이 떨어지면 식욕이 감소하는 경우가 많다. 치매의 전

초 증상으로 식욕이 왕성해졌다는 현상은 지금까지 찾아볼 수 없다. 대신에 눈에 띄게 감소하는 사람들이 많다. 이런 증상은 치매 초기에 체중이 줄어드는 이유와 관계가 있다. 그러다가 치매 증상이 더 진행되면 계속 밥을 달라고 조르는 환자도 있다. 그것은 식욕이 돌아와서가 아니라 식사한 사실을 잊어버렸기 때문이다.

또 포만감을 느끼는 인지 능력도 떨어져 배가 부르다는 사실도 인지하지 못한다. 하지만 이런 증상은 치매 증상이 중증일 때 나타나는 현상이며, 초기에는 식사량이 감소한다. 그러므로 어느 날 갑자기 가족 중 누군가 식사량이 현저히 줄어드는 느낌이 들면 치매로 인한 인지 기능 장애가 아닌지 의심해봐야 한다.

둘째, 어느 날 아침에 일어나자마자 "꿈도 꾸지 않고 잘 잤다"고 말한다. 느닷없이 이런 말을 할 때는 치매 초기 증상이 나타나기 시작한 것이다. 치매와 꿈은 상관관계가 있다. 즉 뇌 지능이 떨어지면 꿈을 꾸지 않거나 적게 꾼다.

의학이 발달하면서 충분한 수면이 삶에 얼마나 중요한 역할을 하는지 속속 밝혀지고 있다. 특히 자면서 꾸는 꿈은 깨어 있을 때 무질서하게 뇌에 입력되었던 기억들을 정리하고 분류

하여 저장할 것과 버릴 것을 결정하는 기능을 한다. 또 꿈은 스트레스를 해소하는 역할도 한다. 그런데 뇌 기능이 저하되면 이러한 기능을 제대로 수행하지 못한다. 꿈을 적게 꾸거나 아예 꾸지 않는다.

따라서 가끔 가족에게 "주무시면서 무슨 꿈을 꾸었어요?"라고 물어봐야 한다. 이때 "꿈도 꾸지 않고 잘 잤다"는 대답이 나오면 경도 인지기능 장애 아니면 치매 초기 증상으로 의심해봐야 한다. 부모님이나 60세 이상 가족들에게 밤에 잠을 자기 전 "좋은 꿈꾸세요" 인사를 하고 아침에는 "요사이 무슨 꿈을 꾸세요?"라고 물어보며 그에 따라 대응하는 것이 예방의 한 방법이다.

셋째, 옛날 일을 자주 입에 올린다. 이런 증상은 단기 기억이 저장되지 않았기 때문에 나타나는 현상이다. 치매 특징 중의 하나가 먼 옛날인 사소한 것까지 잘 기억한다는 점이다. 이런 특징을 보호자들은 안심하는 증거로 삼는 경우가 있다. 즉 옛날 이야기까지 기억하는데 무엇을 걱정하겠느냐는 식으로 방심하게 되는 것이다.

과거를 소재로 삼고 옛날 일을 기억하는 증상은 뇌 인지 기능의 약화와 관련이 있다. 또한 50대 이상의 사람들이 대화할 때 그 주제의 3분의 2가 과거의 일이라면 뇌 기능에 문제가 생겼다고 의심해 볼 수 있다. 나이가 든 부모와 대화를 해보다 보면 때로는 문득 '왜 자꾸 옛날 일만 이야기하시지?' 하는 느낌이 들 때가 있다. 하지만 그 이유를 모르면 그냥 지나치게 된다. 따라서 대화를 할 때 유심히 신경 쓰고 들으면 '치매 증상'이라는 것을 알아차리게 된다. 이런 느낌이 들 때, 인지 기능 검사를 받아보도록 하는 것이 예방하는 방법이다.

넷째, 같은 말을 반복한다. 같은 말을 반복하는 증상은 치매 초기 환자들에게서 흔히 나타나는 현상으로, 자식들이 부모를 모시고 병원을 찾는 가장 많은 이유 중의 하나다. 최근에 어떤 사물에 대해 물어봐서 대답했으나 몇 시간 후에 처음 물어보는 것처럼 다시 물어보는 경우가 있다. 그리고 몇 시간 후에 혹은 하루 이틀 전에 했던 이야기를 처음 하듯이 몇 번 더 반복한다. 이런 증상 역시 뇌 기능의 저하로 단기 기억이 저장되지 않았기 때문이다. 특히 뇌 속에 기억에 관여하는 해마의 기능이 떨어져 생기는 현상이다. 이런 증상이 나타나면 신속히 검사하여 환자의 인지 기능이 떨어진 원인에 대해서 알아봐야 한다.

다섯째, 말을 할 때 엉뚱한 단어를 사용한다. 어느 때부터 대화를 할 때 '그거, 저, 뭐냐? 거시기' 등등의 애매모호한 단어를 사용한다. 사물의 명확한 명칭을 기억하지 못할 때 주로 많이 사용하는 단어들이다. 반면에 적절한 단어를 사용하지 못하는 경우도 있다. 예를 들어서, "TV 좀 켜라" 하고 말할 때, TV가 생각이 나지 않아서 입으로 뭐라고 말하려다가 손으로 TV를 가리키는 경우다. 이런 태도를 보이면 가족들이나 주위 사람들은 대수롭지 않게 생각하고 웃어넘기는 경우가 많지만, 결코 웃어넘길 가벼운 일은 아니다. 40~50대의 경우 단순 건망증일 수도 있지만 60대 이후가 되어서 이런 증상이 나타나면 인지 기능 장애 증상의 하나로 알고 대처해야 한다.

행동으로 나타나는 초기 증상

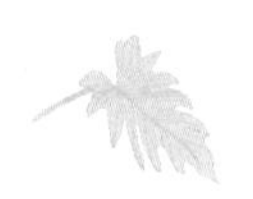

치매 환자들이 행동으로 나타내는 초기 증상으로는 다음과 같은 몇 가지를 들 수 있다. 이런 증상을 보일 때는 즉시 치매에 걸렸다는 것을 인식하고 대처해야 한다.

첫째, 걸음걸이가 늘어진 것처럼 느껴지고, 느릿느릿 걷는다. 부모님이나 주위의 사람들 중 치매 걸린 사람들이 초기 증상을 보일 경우, 조금만 관심을 가지면 '뭔가 달라졌다'라는 것을 느끼게 된다. 걸음걸이도 그 변화 중에 하나다.

걸음걸이는 그 사람의 건강 상태를 나타내는 척도다. 양팔을 흔들며 힘차게 빨리 걷는 사람들은 활기차 보이고, 실제로도 건강하다. 하지만 뇌의 퇴행성이 시작되면 걸음걸이가 늘어질 뿐만 아니라 보폭도 좁아져 아장아장 걷는 것처럼 보인다. 뇌의 퇴행성 변화가 더욱 진행될수록 걸을 때 팔을 흔드는 것도 현저하게 줄어들거나 아예 흔들지 않는다. 또 뇌 기능 저하로 인해 걸음걸이가 느려진 노인에게 나타내는 또 하나의 증상은 눈동자에서 생기가 사라져 버리는 것이다. 이것은 걸음걸이와 뇌 기능 사이와 밀접한 관계가 있다는 증거이다. 실제로 40~50대 중년의 사람들 중 걸음걸이가 빠른 사람은 느린 사람들보다 노년이 되어서 치매에 걸릴 확률이 50% 이하라는 연구결과도 있다.

부모님이나 모시고 있는 가족들 중 걸음걸이가 느려지고 눈동자까지 생기가 없어 보이면 반드시 파킨슨 병과 치매 검사를 받도록 해야 한다. 검사결과 이상이 없다고 해도 그때부터 치매 예방을 위해 적극적으로 노력해야 한다. 따라서 평소에 열심히 걷는 것이 치매를 예방하는 데 큰 도움이 된다.

둘째, 의욕이 떨어지고 취미 생활에서도 멀어진다. 지금까지 직장에서나 가정에서 의욕적으로 일을 하다가 어느 날 아무런 이유도 없이 의욕이 떨어지고 무기력한 상태에 빠지는 경우가 있다. 이러한 현상은 대부분 40~50대에 나타난다. 그런데 실제 40~50대는 직장에서나 가정에서 풍성한 결실을 맺는 시기라 해도 과언이 아니다. 대부분의 사람이 기나긴 인생의 여정에서 정상에 올라가 있을 시기인 셈이다. 아래에서 무섭게 치고 올라오는 후배들을 보면서 '이제 나에게 남은 것은 내려오는 것뿐이구나'라는 기분을 느끼는 순간 누구든지 우울해지거나 삶에 대한 의욕이나 욕심도 예전에 비해 떨어지기 마련이다. 그런 시기에 찾는 것이 바로 취미다. 그리하여 40~50대에 취미 생활에 재미를 붙여 인생의 새로운 즐거움을 발견해 가는 중년들이 많다. 그러나 인생에서 제일 마주치고 싶지 않은 병인 치매가 찾아오기 시작하면 그때부터 취미가 가져다주는 삶의 의욕마저 없어진다. 심지어 취미뿐만 아니라 삶에 대한 의욕까지도 없어져 아무것도 하기 싫어진다.

의욕이 없어진 사람들을 보면 무표정, 무감정 상태로 멍하니 앉아 있는 시간이 많다. 이런 순간이 자주 오면 치매의 초기 증상임을 깨닫고 주의해야 한다. 치매에 걸리는 순간부터 주위 상황의 변화에 따라 본인이 자발적으로 생활할 수 없게 되어 가는 것을 느낄 것이다. 예를 들어, '이번 주말에 어디를 방문해야지' 하는 계획을 세울 수 없게 되는 것이다.

셋째, 옛날과 달리 외모에 관심이 없어진다. '치장이나 외모에 전혀 관심이 없는 중년 부인'은 치매의 증상이 보이기 시작했다고 볼 수 있다. 외모에 관심이 없고 전혀 치장하지 않는 현상은 치매의 증상 가운데서도 특히 눈에 띄는 증상 중 하나다. 사람이 치장을 하고 멋을 부리고 싶은 마음은 본능으로, 일종의 수치심에서 비롯된다. 부끄러워할 줄 아는 수치심은 인간에게 있어서 고도의 의식 수준이다. 이런 의식 수준이 있기 때문에 화장을 하고 예쁘고 멋있게 보이려고 애쓴다. 반면 동물들은 이런 고도의 의식 수준이 없기 때문에 화장이나 치장을 하지 않는다. 우리의 뇌에는 이러한 고도의 의식 수준을 담당하는 세포가 있다. 치장을 하지 않으려는 것은 곧 수치심을 담당하는 세포의 일부분이 손상되었다고 할 수 있다. 이것은 결국 뇌 기능의 저하로 이어진다.

치장하고 싶은 마음이 없어졌다는 것은 단순히 멋에 대한 관심이나 아름답게 보이고자 하는 욕구가 사라진 정도에 국한되는 것이 아니다. 이것은 주변에 대한 무관심의 표현이며, 사고의 폭이 그만큼 좁아졌다는 것을 나타내는 징후다. 사고의 폭이 좁아지면 뇌의 능력은 떨어지기 마련이고 마침내 치매로 향하기 마련이다. 뇌 능력의 저하는 곧 치매로 향하는 지름길이기 때문이다.

실제로 나이보다 젊게 옷을 입는 사람일수록 장수한다는 연구결과도 있다. 그러므로 아내가 외출할 때 치장을 하는 데 많은 시간을 소요한다고 해서 불평할 게 아니라 오히려 반가워하고 자신도 스스로를 멋지게 꾸밀 줄 아는 것이 치매를 예방하는 현명한 방법이다.

넷째, 안 자던 낮잠을 자주 잔다. 뇌 기능이 떨어지면 잠이 많아지는 특징이 있다. 사람은 산소가 부족하거나 피로하여 뇌 기능이 떨어지면 졸음을 느낀다. 또한 노화로 인해 뇌 신경세포의 기능이 떨어져도 자주 졸리고 수면 시간이 늘어난다. 자는 시간이 많아지면 운동량이 줄어들고 그러면 뇌의 혈액순환이 떨어져 뇌세포가 죽는 일이 더욱 빨라진다. 실제로 65세 이상 노인들 중에 하루 8시간 이상 자는 노인은 노인성 치매가 나타날 확률이 높다는 연구결과도 있다.

만약 이런 상태를 방치하면 뇌 기능이 떨어지고 일주기(日週期) 리듬이 변한다. 이것은 뇌의 특정 부위 기능이 떨어졌다는 증거이다. 좌우 눈 신경이 교차하는 곳, 주름 위에 있는 뇌신경 부위가 제대로 그 기능을 하지 않아 밤잠과 낮잠이 바뀌는 증상이 일어나는 것이다. 치매가 진행되면 밤에 안 자는 증상이 나타내는데, 이것은 바로 일주기 리듬이 깨졌기 때문이다. 따라서 평소보다 잠이 많아진 것 같은 증상이 보이면 단기 기억에 문제가 없는지 살펴봐야 한다.

다섯째, 기억력이 옛날 같지 않다. 오랜만에 만난 친척이나 자녀를 마치 남 대하듯 한다. 이런 태도는 치매에서 나타나는 초기 증상의 하나로, 기억력의 감퇴에서 생긴 것이다. 기억력은 크게 2가지로 나눌 수 있는데, 첫째는 몇 초 또는 몇 분의 짧은 시간 동안만 지속되는 단기 기억이 있고, 몇 시간 또는 몇 년 동안 지속되는 장기 기억이 있다.

알츠하이머 치매 환자의 초기 증상 중의 하나인 기억력 장애는 비교적 최근의 일을 기억하지 못하는 단기 기억 장애다. 반면에 이들은 오래된 일은 잘 기억한다. 단기 기억에 장애가 오면 가깝게 지내온 사람들조차 잘 알아보지 못한다.

사람마다 다른 치매 증상들

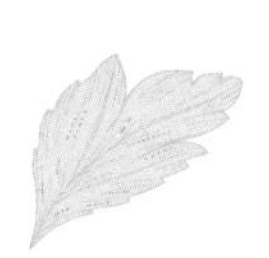

치매 초기에 나타나는 증상으로 위에서 열거한 외에 식사도 예전처럼 하는데 이유 없이 체중이 줄어드는 것이 있다. 그래서 치매 전문 의사들이 가장 먼저 체크하는 것도 환자의 체중 변화이다. 체중의 변화로 신체 질병 유무를 예상할 수 있기 때문이다. 특히 정신과 의사들은 체중의 변화를 통해서 신체 질병 외에 치매 발병 유무도 예상할 수 있다.

맛을 느끼는 후각과 미각도 중요한 뇌 기능 중의 하나다. 뇌의 퇴행성 변화로 인지 기능 장애가 발생하기 수년 전부터 후각과 미각 기능이 떨어지기 시작한다. 이로 인해서 입맛이 떨어지면서 식사량도 줄어 점점 체중이 감소한다. 체중이 줄었다는 것은 영양공급이 줄었다는 의미인데, 당연히 뇌로 가는 영양소도 감소되어 뇌 신경세포가 망가지는 속도가 빨라진다. 부모의 치매 검사를 위해 병원에 함께 온 자녀들이 흔히 "어머니 또는 아버지가 수년 전부터 음식을 드실 때 너무 짜거나 맵다고 해서 어머니 또는 아버지께서 입맛이 변한 줄 알았다"고 말한다. 가족 중 특별한 이유 없이 체중이 줄거나 혹은 음식맛이 너무 짜다거나 맵다고 한다면 반드시 치매 검사를 받도록 해야 한다. 검사결과 아무 이상이 없다고 하더라도 그때부터 적극적으로 치매 예방조치를 취해야 한다.

그 밖에 나타나는 증상으로는 거실의 물건을 대충대충 치우거나 일을 하는지 마는지 알 수 없을 정도이며, 젓가락질이 서툴러져서 밥을 자주 흘리거나 이전보다 자주 화를 내는 등의 여러 가지 증상이 있다. 또한 치매 환자는 슈퍼마켓에서 물건을 집어다가 집 안에 쌓아두기도 한다. 이러한 증상이 나타나는 것은 물건을 가져올 때 그에 맞는 돈을 지불해야 한다는 판단에 장애가 왔기 때문이다.

치매가 조금 진행되면 담배꽁초, 비누, 크레용, 흙처럼 먹을 수 없는 것을 먹기도 한다. 이런 현상은 어린이가 보이는 이미

증(異味症)과 같은데, 이러한 물건들을 치워서 중독을 일으키는 등의 사고를 미리 막아야 한다. 나이가 든 가족을 특별히 관심을 두고 지켜보면 여러 가지 이상 증세가 발견된다. 그때는 지체하지 말고 진단을 받게 하고 대응해야 한다. 그럴 때 치매는 예방할 수 있다.

또 친구를 알아보지 못하고 찾아온 친구를 향해서 도둑이 왔다고 소리를 지르며 경찰을 부르라고 하는 등의 현상은 기억력 장애 때문이다. 치매에 걸려 인지 능력이 떨어지거나 경도 인지 장애 혹은 치매 초기에 나타날 수 있는 증상으로는 다음과 같은 것들이 있다.

첫째, 방향감각이 떨어진다. 매일 다니던 길에서 어느 쪽으로 가야 할지 모르는 증세가 나타나기도 한다. 행선지와 반대 방향으로 버스나 전철을 타는 경우도 있다.

둘째, 수행능력이 떨어진다. 예를 들어서, TV 리모컨을 조작할 때 실수가 잦다든지 틀린 번호를 눌러 엉뚱한 방향으로 전화를 거는 경우가 많다.

셋째, 계획성이 떨어진다. 예를 들어, 요리를 만들 때 조리 순서를 잊고 엉뚱한 재료를 먼저 넣거나 아예 생략하기도 한다.

위에서 열거한 증상들 외에도 실제로 함께 생활하는 가족들이 관심을 가지고 살펴보면 가족의 인지 능력이 떨어지는 증상은 어느 정도 알아차릴 수 있다.

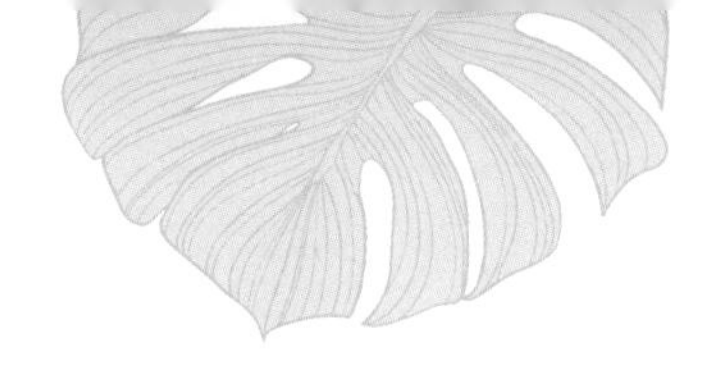

치매약 반드시 먹어야 하는 이유

의학이 발달하면서 치매를 예방하는 약이 많이 개발되어 이미 시중에 많이 나와 있다. 그중에 제일 흔한 약이 은행잎에서 추출해 만든 약물로 이 약은 대부분 혈액순환을 개선시켜 인지 기능을 향상시키는 효과가 있다. 또 뇌의 신경전달 물질인 아세탈콜린 생성에 도움이 되는 약물도 있다. 약 종류별로 분류해보면 아세탈콜린 분해억제 약물, 아세탈린 전구물질인 보충 약물, 과도한 신경 손상 물질을 차단하여 신경을 보호하는 약물, 혈관성 치매 예방 약물 등으로 나눌 수 있다.

그런데 여기서 유의할 점은 이렇게 치매를 예방하는 약물이라고 해서 100% 효과가 있는 것은 아니라는 점이다. 지금까지 밝혀진 연구결과만으로는 치매라는 질병을 일으키는 원인이 수도 없이 많기 때문에 어느 특정한 약물 한두 가지로 예방할 수 없다. 그리고 전문 치매약들은 독성이 강해서 흔히 위장장애를 일으킬 수 있다는 것도 명심해야 한다.

그럼에도 불구하고 실제 의사의 처방대로 약물을 잘 복용한 초기 치매 환자들은 전반적으로 효과가 있었다고 전문의들은 말한다. 약을 제시간에 규칙적으로 복용하면 인지 기능도 잘 유지되고, 삶의 질도 더 나빠지지 않는 경우가 대부분이었다고 말이다. 하지만 아무리 효과가 좋은 약물이라 하더라도 하루가 다르게 나빠지는 환자들도 있다. 그런 이유를 살펴본 결과 치매에 약이 무슨 효과가 있겠는가 하는 의심과 무시로 규칙적인 복용을 하지 않거나 한꺼번에 2~3번씩 과도하게 복용하는 경우다. 이런 환자들은 아무리 좋은 약도 효과가 나타날 수 없다.

따라서 그런 이유로 치매 관련 약을 복용할 때, 환자들을 곁에서 돌봐주는 보호자가 약 복용시간이나 복용량을 잘 체크하여 규칙적으로 복용하도록 하는 역할이 매우 중요하다. 그리고 치매약은 다른 약들과 함께 복용해도 영향을 주지 않는다는 것도 긍정적인 요소다. 왜냐하면 치매에 걸릴 확률이 높은 60세 이상 노인들은 고혈압이나 당뇨 등 여러 가지 질병으로 다량의 약을 복용할 수 있기 때문이다.

치매 치료약으로 많은 것들이 있으나 치매가 진전되어서 이상 증상을 보일 때 치료하는 약은 본서에서는 취급하지 않기로 했다. 본서는 치매 초기 환자들의 예방을 위한 글이기 때문이다.

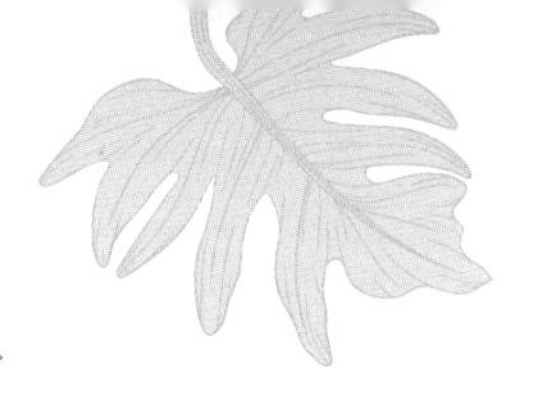

돈이 들지 않는
비약물적
치매 예방법

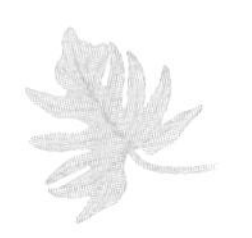

치매 초기 환자들에게 더 이상 병이 진행되지 않도록 예방하기 위한 방법 중 하나인 비약물적 방법은 돈도 들지 않고 얼마든지 가정에서 누구나 할 수 있다는 점에서 매력적이다. 그러나 꾸준한 노력과 끈기가 요구된다. 한두 번 한다고 해서 효과가 나타나지 않는다. 따라서 인내심을 가지고 끈기 있게 일정한 시간에 매일 반복할 때 효과가 생긴다. 비약물적 예방법으로는 다음과 같이 몇 가지가 있다. 이 방법은 주로 요양원이나 치료센터에서 많이 사용하고 있는 것들이다.

기억력 훈련방법

쉬운 방법으로 외국어를 공부하는 것이다. 매일 새로운 단어를 몇 개씩 외운다. 노트에 적어두고 아침에 일어나면 자리에서 일어나자마자 공부한 단어를 떠올린다. 외국어에 소질이 없는 사람은 주위의 산 이름, 강 이름 등 이름을 외우는 것이다. 주위에서 보면 치매 초기 환자들이 서울에 있는 모든 전철역 이름을 외우는 경우도 있다. 기억력이 강화되면 자신감이 생기는 부수적인 효과도 있다.

화상요법

치매 환자들이 초기에는 옛날 일을 잘 기억한다는 점을 활용하는 것으로, 오래된 기억을 되살리게 하여 정신적으로나 육체적으로 위험성이 없는 치료법이다. 가족들이 모인 자리에서 환자 앞에 옛날 사진첩을 꺼내놓고 이야기함으로써 환자의 기억을 떠올리게 하는 방법이다.

표현요법

치매 환자들도 다른 정상적인 사람들과 마찬가지로 자기를 표현하고 싶어 하는 욕망이 있다. 따라서 평소에 환자가 즐기던 예술 행위, 즉 노래 부르기, 춤추기, 악기 연주하기 등을 해서 자신의 느낌을 표현하게 하여 자신감을 갖도록 하는 방법도 있다.

운동요법

운동은 환자의 정신적인 긴장을 풀어주어 기분을 전환시켜줄 뿐만 아니라 적당히 피곤하게 만들어 밤에 잠을 충분히 잘 수 있게 한다. 따라서 운동요법은 환자의 육체적 건강뿐만 아니라 정신적으로도 건강하게 만든다. 혼자서 할 수 있는 것으로는 걷기 운동이 대표적이다. 산책이나 굴곡이 심하지 않는 공원 또는 해변을 걷게 하는 것이 좋다.

게임요법

환자를 위해서 단순화시킨 게임은 가족에게 즐거운 시간을 만들어줄 수 있다. 초기 환자들과 함께할 수 있는 게임으로는 몇 사람이 둥글게 앉아서 노래를 부르고 있는 가운데 술래가 빙빙 돌다가 마음속으로 정한 사람 등 뒤에 수건을 놓고 오는 게임이다. 우리가 어렸을 때 소풍 가서 많이 해본 게임이다.

작업요법

손으로 무엇을 만들게 하면 환자는 주의를 한곳에 집중할 수 있게 되고, 집을 나가거나 배회하는 증상을 막을 수 있다. 대표적인 방법으로 여러 가지 재료를 이용하여 넓은 판자 위에 붙이는 작업을 들 수 있다. 흙이나 종이를 이용한 인형 만들기도 좋은 방법이다.

그밖에 애완동물요법, 원예요법 등 다양한 방법이 있다. 환자와 상황에 맞는 방법으로 찾아 실행하는 것이 효과적일 것이다.

알츠하이머 치매를 비롯하여 대부분의 치매 환자들에게서는 많은 신경세포가 죽어 없어졌거나 또 죽어가고 있기 때문에 약물 요법 외에는 다른 치료법이 없다고 생각하기 쉽다. 그러나 실제로 환자를 간병한 간병인들의 경험을 통해서 우리가 알 수 있는 것은 현재 다양한 비약물적 치료법이 시행되고 있으며, 상당한 효과를 보고 있다는 사실이다.

물론 알츠하이머 치매 환자들은 기억력 감퇴, 언어장애, 계산의 혼란 같은 인지 능력 장애가 중요한 증상이다. 그렇지만 그 외에도 우울증, 과대망상증, 환각, 환시 그리고 공격적인 행동과 같은 비인지 기능의 장애와 같은 증상도 많다.

위에서 소개한 여러 가지 비약물적 치료방법은 인지 기능 장애뿐만 아니라 비인지 기능 장애의 여러 증상도 어느 정도 호전시킬 수 있으며, 또한 환자에게 치매를 치료할 수 있다는 자신감을 심어주는 긍정적인 효과도 얻을 수 있다. 무엇보다 환자가 자신감을 갖는 것은, 어느 병이나 마찬가지지만, 치매를 고치는 데에 결정적인 역할을 한다. 따라서 집에서나 요양원에서 이와 같은 방법을 상황에 맞게끔 변형하여 사용하면 더욱 좋은 효과를 기대할 수 있을 것이다.

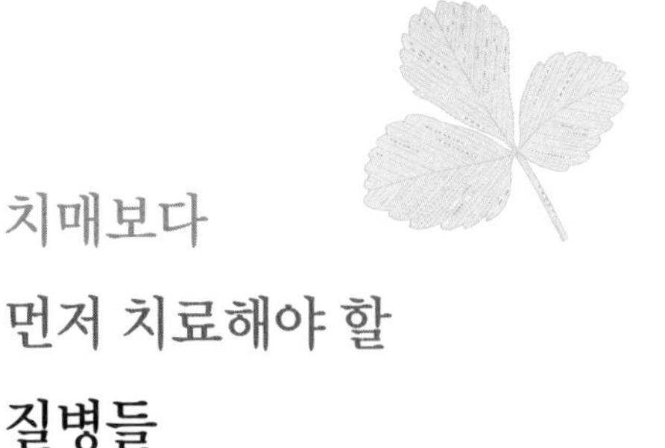

치매보다 먼저 치료해야 할 질병들

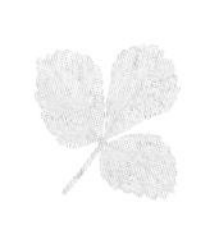

치매를 유발하는 질병으로 고혈압, 당뇨병, 고지혈증, 우울증 등이 있다. 이런 질병들은 치매와 밀접한 관계가 있으므로 반드시 걸리지 않도록 예방함으로써 치매도 함께 예방할 필요가 있다.

치매를 유발하는 1순위, 고혈압

고혈압은 치매를 유발하는 질병 1순위로 꼽는다. 왜냐하면 치매와 고혈압은 밀접한 관계가 있기 때문이다. 우리 몸에 흐르는 혈액만 제대로 순환되어도 치매를 예방할 수 있다. 하지만 문제는 특별한 증상이 없어서 자신이 고혈압인 줄 모르는 사람들이 많다는 것이다. 혈압은 별다른 증상이 없어도 실제는 노인들의 치매뿐만 아니라 40~50대 사람들의 기억력에 많은 영향을 준다.

고혈압은 뇌 혈류량을 감소시키고, 혈관 손상을 유발하여 뇌 조직의 파괴를 가져오기 때문에 노인성 치매를 일으키는 가장 큰 요인 중의 하나다. 따라서 치매 예방을 위해서 꼭 필요한 것이 혈압관리라 할 수 있다.

치매를 부르는 당뇨병

당뇨는 시간이 갈수록 다른 병을 부추긴다. 특히 혈관과 관련된 치명적인 질병을 유발한다. 당뇨로 인해 말초 혈관이 막혀 혈액공급이 안 되면 염증 부위에 백혈구나 염증세포가 도달할 수 없어서 괴사가 발생할 경우 발을 절단해야 하는 상황이 오기도 한다. 당뇨는 전신 혈관에 영향을 미치므로 뇌혈관도 예외일 수 없다. 뇌혈관에 이상이 생기면 당뇨에 의한 혈관성 치매도 일으킬 수 있다. 따라서 현재 혈당 치수가 높다면 당장은 아무런 증상이 없더라도 반드시 적극적인 치료가 이루어져야 한다.

뇌 기능을 떨어뜨리는 고지혈증

고지혈증이란, 혈액에 콜레스테롤이나 지방 성분이 비정상적으로 증가하는 질환을 말한다. 콜레스테롤이나 지방이 증가하는 이유로는 불규칙한 식사, 부족한 운동, 패스트푸드 섭취, 고단백 외식문화를 꼽을 수 있다.

콜레스테롤이나 지방이 비정상적으로 많아지면 그게 혈관에 쌓이게 된다. 쌓인 침전물에 의해 혈관에 염증이 생기거나 막히기도 한다. 미세혈관이 막히면 영양공급이 제대로 되지 않아 세포가 서서히 죽는다. 이런 일이 뇌에서 발생하면 기억력은 하루가 다르게 떨어진다. 그리고 콜레스테롤이 신경세포에 쌓이면 그 자체로도 신경세포가 파괴되어 뇌 기능이 약화된다. 콜레스테롤의 수치는 혈관 기능과 깊은 관련이 있기 때문에 혈관성 치매 위험이 높다. 따라서 고지혈증에 걸리지 않도록 예방할 때 치매도 예방하게 된다.

치매와 가까운 우울증

우울증은 치매와 가장 가까운 친구라고 할 정도로 치매에 안 좋은 질병이다. 우울증 환자는 적절한 치료를 받을 경우 100% 완치가 가능하다. 그런데 우리나라 우울증 환자 중 50%

는 병원 치료를 받지 않거나 치료를 거부하는 실정이다.

우울증의 별명을 '가성치매'라고 할 정도로 치매와 연관성이 높다. 우울증도 감정 조절 부위의 뇌 기능 저하가 원인이기 때문에 인지 기능장애가 동반된다. 따라서 우울증에 걸리지 않도록 해야 하는데, 그 예방법으로는 스트레스를 받지 않도록 하는 것이다. 가능하면 혼자 있지 말고 누군가와 대화하는 시간이 늘어나야 하며, 유머를 즐겨 접하고 드라마나 영화를 보게 하여 즐겁게 살아야 한다. 여행이나 등산 등을 자주 하는 것도 도움이 된다.

치매와 우울증은 비슷하면서도 조금 다른 면이 보인다. 최근 기억에 대해 질문하면, 우울증 환자는 그냥 "모르겠다"라고 건성으로 답하지만 치매 환자는 어떻게든 비슷하게 맞추려고 한다. 우울증은 우울한 기분이 매우 강하게 나타난다. 치매 환자는 기억력이 떨어진 것을 감추려고 하는 데 비해, 우울증 환자는 기억력이 떨어진 것을 강조하며 도와달라고 한다. 우울증상이 오르락내리락할 때 인지기능도 함께 좋아졌다가 나빠졌다가 한다. 그러나 치매는 인지 기능 저하가 비교적 일정하게 유지된다.

척추가 아프지 않도록 한다

치매 예방에 가장 좋은 방법은 산책을 하거나 걷기 운동을 하는 것이다. 그런데 척추가 아프면 꼼짝할 수가 없다. 그렇게 되면 활동이 줄어들고, 그만큼 혈액순환도 줄어들고, 그에 따라 뇌 기능도 떨어진다. 척추가 뇌 기능에 영향을 주는 또 하나의 원인은 척추질환으로 등이 굽어지는 자세가 되면 가슴이 최대한 펴지지 않는다. 다시 말해, 심호흡을 해도 공기가 폐를 완전히 채울 수 없기 때문에 산소공급이 떨어지고, 뇌가 받을 수 있는 산소량이 줄어든다. 따라서 척추질환이 있으면 노화가 더 진행되기 전에 빨리 치료를 해야 한다.

연령대별 치매 예방법

연령대별로 치매 예방법을 알아보기 전에 전문가들이 말하는 예방 원리부터 살펴보도록 하자. 치매 중에서 가장 흔한 알츠하이머 치매는 뇌세포가 파괴되는 것을 막거나 일부 뇌세포가 파괴되었더라도 정상적인 사고와 판단을 할 수 있도록 뇌세포를 단련시켜서 예방한다.

뇌를 단련시키는 방법으로는 새로운 것을 지속적으로 학습하고 끊임없이 뇌를 사용하는 것이며, 이럴 경우 뇌세포의 근육이 발달해 뇌세포가 쉽게 파괴되지 않는다. 또한 머리는 쓰면 쓸수록 뇌세포를 연결하는 신경이 발달해 일부 세포가 파괴되더라도 남은 세포들끼리 유기적으로 정보를 주고받으며 사라진 세포의 역할을 대신한다.

그렇다면 뇌세포를 강하게 하기 위해 우리는 무엇을 해야 할까? 다음은 치매 전문가들에게 "당신이 지금 ○○살이라면 치매 예방을 위해 무엇을 하겠습니까?"라는 질문에 추천받은 연령대별 치매 예방법이다.

첫째, 당신이 10대라면 뇌세포를 촘촘히 가꾸어야 한다. 뇌세포는 태어날 때 이미 형성되어 있는데, 19세까지 성장한다는 것은 뇌세포를 연결하는 뇌 신경의 성장을 뜻한다. 다시 말해서, 10대는 뇌세포 사이의 신경이 촘촘해지는 시기다. 이 신경이 남들보다 촘촘해지면 똑똑하다는 소리를 듣게 되는데, 이것이 훗날 치매 예방에도 중요한 역할을 한다.

뇌세포 신경을 촘촘하게 만드는 가장 쉬운 방법은 '학습'이다. 전문가들은 지속적인 학습은 신경을 발달시키는 가장 쉬운 방법이라고 말한다. 주로 학생 신분인 10대에는 공부에 몰두하는 것만큼 치매를 예방하는 좋은 방법이 없다. 실제로 한 조사 기관에서 65세 이상 치매 환자를 대상으로 조사한 바에 의하면 학교에 다닌 경험이 없는 사람이 가장 많았다고 한다.

둘째, 당신이 20대라면 소주 5잔 이상은 마시지 말아야 한다. 과음하면 최소 100만 개 이상의 뇌세포가 파괴된다고 하므로 5잔 이상을 마시는 것은 뇌에 해롭다. 치매는 뇌세포가 파괴된 상태에서 발생하고, 술을 마시는 것은 치매를 재촉하는 일이 된다. 그러나 아예 안 마시기는 여건상 쉽지 않으므로 폭음하는 습관을 경계해야 한다. 20대에 처음 술을 대하면서 폭음하는 습관을 들이면 이 습관이 평생 가는데, 이 습관이 치매를 부른다. 세계보건기구는 하루 평균 3잔 이상 술을 마시면 뇌 손상으로 치매 발병확률이 높아진다는 연구결과도 발표한 바 있다.

셋째, 당신이 30~40대라면 운동으로 학습기회를 만들어야 한다. 30대가 되면 몸의 노화 속도가 빨라지고 새로운 것을 배울 기회가 적어 뇌가 둔해지기 시작한다. 이런 30대들의 특징을 살려 전문가들이 추천하는 치매 예방법은 '암기가 있는 운동'을 하라는 것이다. 암기가 있는 운동이란, 동작을 외워야 하는 태권도나 검도, 댄스스포츠 등을 말한다.

일기를 쓰는 것은 어느 세대를 막론하고 치매 예방 효과가 있지만, 특히 30대는 그날의 일을 복기하는 효과가 있는 일기쓰기가 학습과 비슷한 효과를 줄 수 있다고 한다.

넷째, 당신이 50~60세 이상이라면 치매경보 발령에 귀를 기울여야 한다. 50대는 본격적으로 치매와의 전쟁에 돌입할 때다. 그리하여 실천사항도 좀 더 구체적이다. 그중 하나가 5년을 주기로 뇌 사진을 찍어두는 것이다. 치매는 암처럼 조기 발견 여부가 치료에 결정적인 역할을 하지만, 통증이 없고 초기 증상에서 치매 여부를 확실히 알기 어렵다는 특징이 있다. 이런 상황에서 뇌 사진 비교는 치매를 가장 정확하게 알 수 있는 방법이다.

50대는 은퇴 시기이기도 한데, 은퇴 이후에도 적극적인 사회생활을 하는 것이 치매 예방을 위해서는 꼭 필요하다. 재취업이든, 취미 생활이든 다른 사람과 끊임없이 소통해야 한다. 그런 맥락에서 봉사활동을 권하는 전문가도 있다. 봉사활동 그 자체가 다른 사람들과 소통하는 사회활동이고, 은퇴 이후의 시간을 보람 있게 보내게 되어 우울증을 예방할 수 있다는 장점도 있기 때문이다.

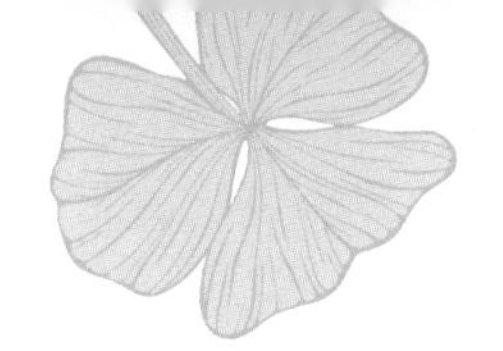

치매 치료, 포기해서는 안 된다

당신의 가족 중에서 누가 치매인 것을 알아차리고 고치려 열심히 노력했는데도 혹은 미처 알아차리지 못하여 시기를 놓치거나 초기 단계를 지났을 경우에는 치료가 가능할까 하는 의심이 들 것이다. 이에 대해 전문가들은 물론 누구든지 가능하다는 긍정적인 말을 하고 싶어도 현실이 그렇지 않은 데에 문제가 있다고 말한다.

일단 치매라는 확정 진단이 나면, 완치율은 5~10%로 낮은 편이며, 특히 알츠하이머 치매는 완치가 불가능하다. 그렇다면 포기해야 할까? 절대 아니다.

보통 치매의 원인은 수백 가지도 넘는다. 원인이 많기 때문에 치료하기가 힘든 것이다. 치매의 원인 중 크게 나누면 알츠하이머 치매, 혈관성 치매, 뇌 충격에 의한 외상성 치매 등 몇 가지로 분류할 수 있다. 이 중에서 혈관성 치매는 일찍 발견만 하면 치료가 가능하다고 언급한 바 있다. 그런데 특이하게도 우리나라 사람들에게는 혈관성 치매가 많다. 치매 환자 중 거의 20% 가까이 되는데, 이것은 아마도 고혈압 치료를 하지 않았기 때문으로 추론된다. 그리하여 우리나라 치매는 완치가 가능하다고 말하는 것이다.

그렇다면 나머지 80%는 치료를 포기해야 하는가 하는 의문이 남는다. 현재 80세 이상 노인은 3명 중 1명꼴로 치매를 앓고 있다. 그런데 이 1명이 치료가 힘든 알츠하이머 치매이다. 우리나라 사람들은 치매를 노화로 인한 노인병으로 취급하고 치료를 쓸데없는 것으로 생각하고 있다. 그렇기 때문에 치매 진단을 받기 위해서 병원이나 치료센터를 방문하는 사람은 60%에 불과하다. 중요한 것은 치매는 고혈압이나 당뇨병을 대하듯이 더 진행하지 않게 또는 지연시킬 목적으로 치료를 해야 한다는 점이다. 단번에 또는 몇 번에 걸친 치료로 완치되는 병이 아니다.

또한 치매는 완치라는 것이 별로 의미가 없다. 다만, 지금보다 더 진행되는 것을 막거나 천천히 진행시킬 수만 있으면 본인이나 가족인 당신이 삶을 영위하는 데에 별 문제가 없다. 사람이 100세 또는 200세까지 살 수 있는 것이 아니고, 치매가 발생하는 나이는 노년이므로 중증 치매를 지연시킬 수만 있다면 얼마 남지 않은 환자의 수명이 다할 때까지 정상에 가까운 삶을 살다가 죽을 수 있기 때문이다.

한 가지 중요한 점은 치매 환자의 행동에 대한 치료는 거의 가능하다는 점이다. 즉 치매를 돌보는 가족들의 가장 어려운 점은 치매 환자가 공격적으로 행동하거나, 화를 내거나, 밤에 잠을 자지 않거나 하는 점들이다. 이런 증상으로 인해서 간병하는 사람을 어렵게 만드는데, 현대 의학의 발달로 이런 증상은 약물로 치료가 가능해졌다. 그러므로 치매를 조기에 발견하거나 설령 시기를 놓쳤다고 하더라도 포기하지 말고 고칠 수 있다는 긍정적인 자세로 접근하면 얼마든지 치료가 가능하다.

03 part

평생 치매로부터 벗어나는 건강한 뇌 만들기

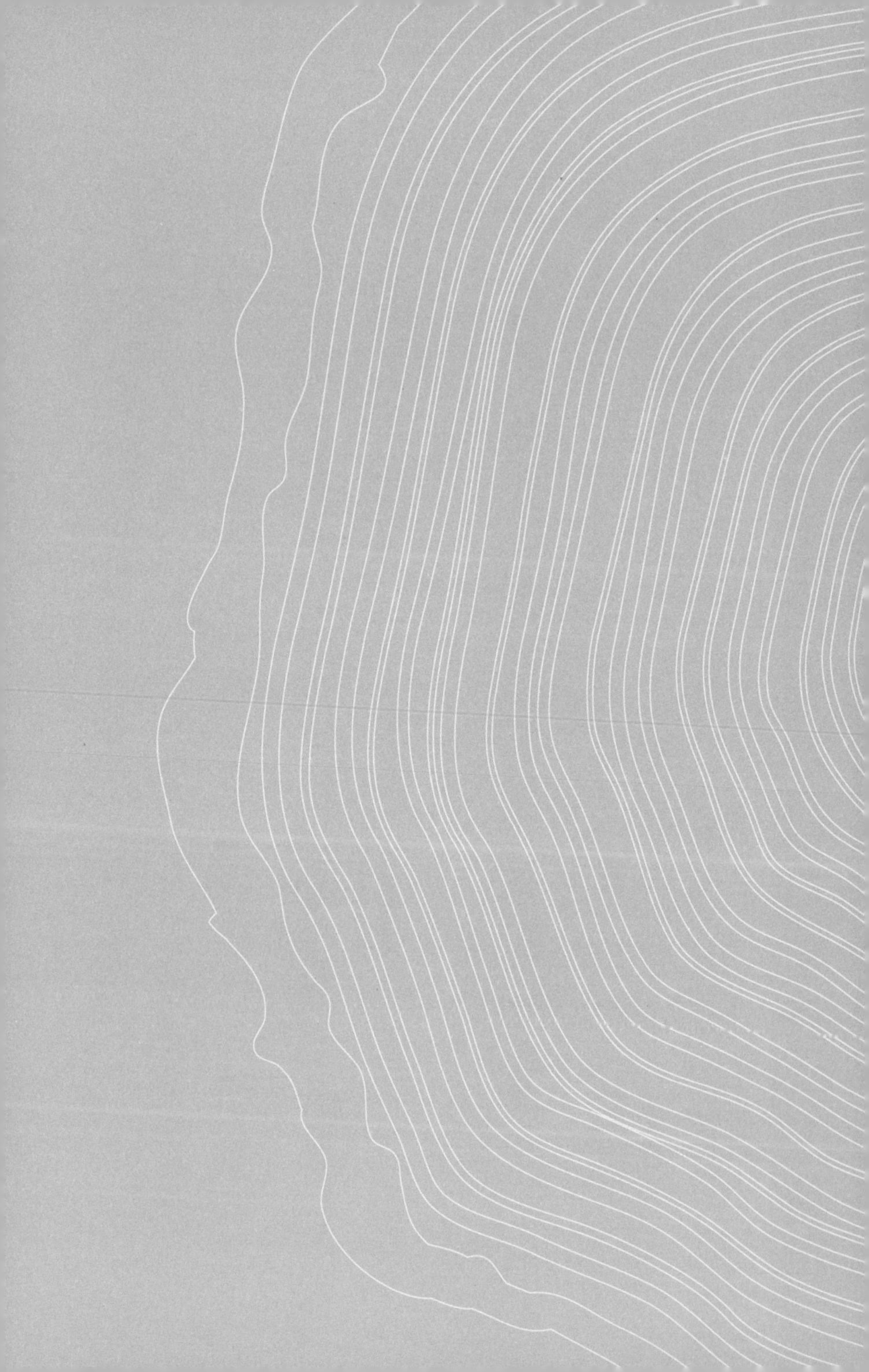

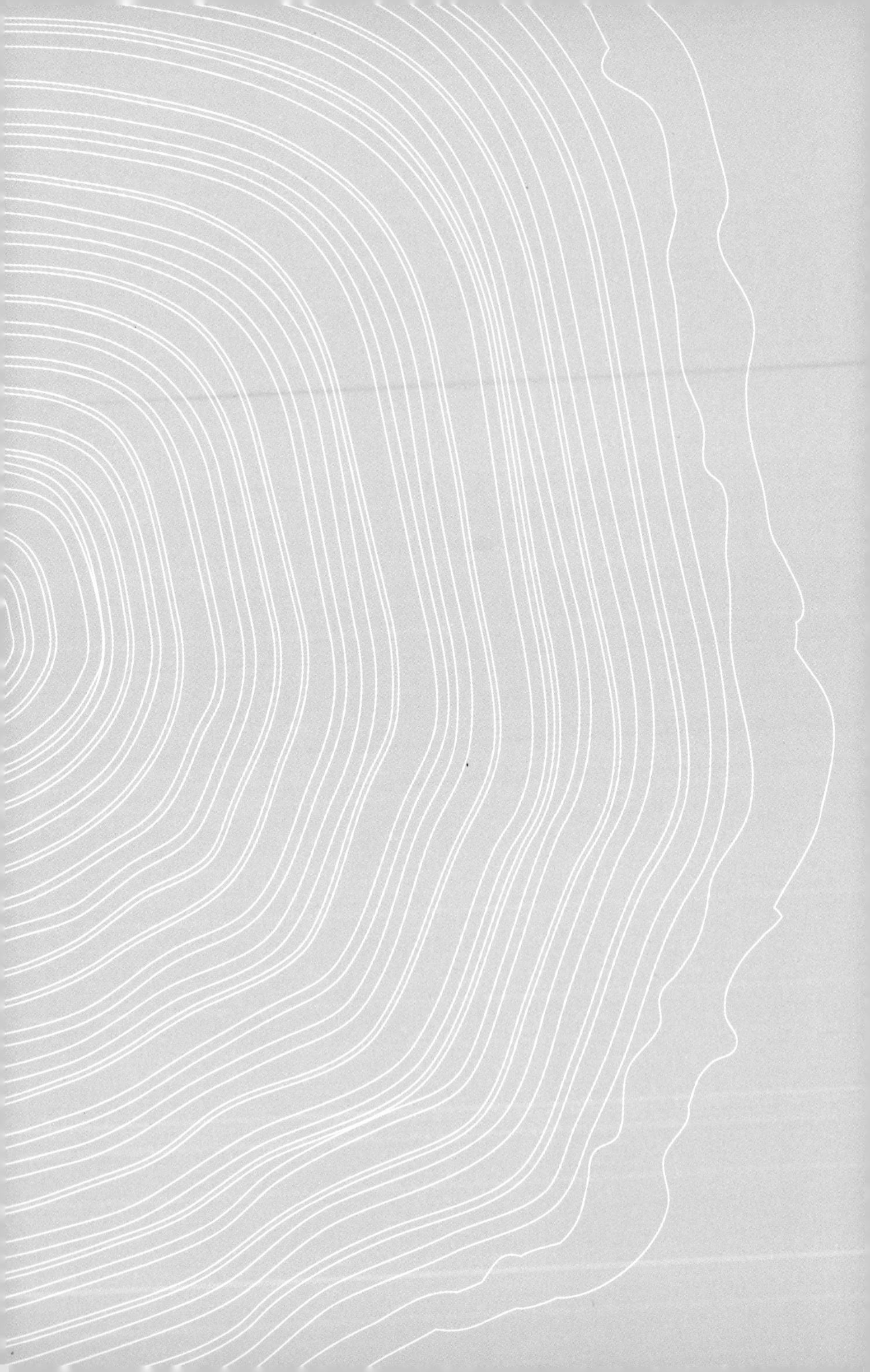

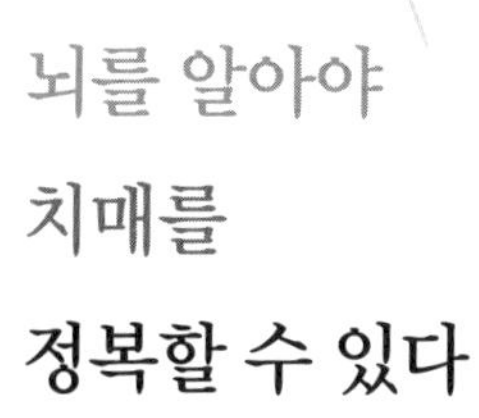

뇌를 알아야 치매를 정복할 수 있다

건강한 뇌를 만드는 비결을 알기 전에 먼저 의학에서 말하는 뇌의 구조와 기능에 대해서 알아보도록 하겠다.

뇌는 전두엽, 측두엽, 두정엽, 후두엽으로 나눌 수 있다. 뇌의 모든 부분이 건강하게 움직여야 기억도 잘 하고, 살아가는 데에 필요한 지식과 지혜를 갖게 된다. 또 다른 측면으로 뇌의 구조를 보면, 척추 바로 위에 뇌간이라는 것이 있다. 뇌간은 감각을 받아서 호흡, 심장박동과 같은 기본적인 것을 관장한다. 인간의 감정이나 기억력과는 관계가 없다. 뇌간 바로 뒤에는 소뇌라는 것이 있다. 신체를 움직이게 하고 근육조절을 담당한다.

소뇌에서 더 위로 올라가면 대뇌가 있다. 대뇌는 추상적 문제 해결을 도와주는 전두엽, 감각을 도와주는 두정엽, 시각을 다스리는 후두엽, 기억, 청각, 언어를 담당하는 측두엽으로 나눈다. 이런 여러 부위가 함께 기억과 생각에 관여한다. 따라서 기억이 완전하려면 뇌의 모든 부분에서 신경전달 물질 운송체계가 적절히 유지되어야 한다. 한편으로는 부분적으로 파괴되었다 하더라도 건강한 영역이 활성화되어 있으면 기억을 보존할 수 있다고 한다. 그러므로 치매에 걸렸다고 해서 미리 겁먹고 포기하지 말고, 세포 재생과 신경 연락망 회복을 위해 다양한 시도를 해볼 필요가 있다.

대뇌는 우리가 일반적으로 뇌라고 생각하는 모양의 부위다. 우리가 여기서 기억해야 할 가장 중요한 부분은 소위 대뇌피질이다. 대뇌를 덮고 있는 1~2밀리미터 두께의 표면막층이 대뇌피질인데, 대뇌의 신피질은 3분의 1만 볼 수 있고 나머지는 많은 홈과 틈새에 숨어 있다. 홈과 틈이 많을수록, 즉 복잡할수록 대뇌의 능력이 좋다. 성인의 뇌 무게는 1,350그램 정도이며, 1,356밀리미터 정도의 물질인데, 이 작은 뇌에서 생기는 생각 하나하나가 인생은 물론 사람을 살리기도 하고 파멸로

이끌기도 한다.

대뇌피질 부분 중 심신의 연결체인 변연계가 있다. 이것이 정서뿐만 아니라 기억에도 중대한 영향을 미치는데, 뇌 주기억 센터인 해마가 변연계에 있다. 변연계는 뇌의 꼭대기에 자리하고 있는 주요 부분인데 해마, 편도체, 시상, 뇌하수체가 여기에 속한다. 치매를 알기 위해서는 이 부위들에 대해서 알아둘 필요가 있다.

치매에 관해서 연구하는 사람들은 대부분 '해마'에 대해서 언급한다. 해마가 뇌 기억 센터로서 단기 기억과 몇 가지 장기 기억을 관장하기 때문이다. 알츠하이머 치매의 경우 해마가 먼저 손상되기 때문에 장기 기억을 잃기 전에 단기 기억을 먼저 잃게 된다. 변연계는 마음과 몸이 만나는 곳이라 할 수 있다. 따라서 대뇌피질만 발달해야 하는 것이 아니라 변연계도 활발히 움직여야 한다. 그래야만 지적이면서도 정서적인 면도 건강하고 지혜로워질 수 있으며, 기억력이 좋아지려면 변연계도 깨어 있고, 활발해야 한다.

기억을 담당하는 뇌 속의 해마는 1년에 1~2%씩 줄어든다고 한다. 알츠하이머 치매는 해마가 위축되어서 대뇌의 회백질에 있는 신경세포가 죽어가는 병이다. 그런데 미국 일리노이 대학 연구팀이 걷기와 같은 유산소 운동이 이를 막고 기억력을 향상시킨다고 발표했다. 이들이 연구한 바에 의하면, 주 3회씩 1년간 걷기를 계속한 그룹은 해마가 2% 늘어났다고 한다. 또한 이 팀은 걷기와 같은 유산소 운동이 뇌 신경회로의 노화 방지에 도움이 되므로 65세부터 시작해도 뇌 기능 개선 효과는 충분하다고 보고했다.

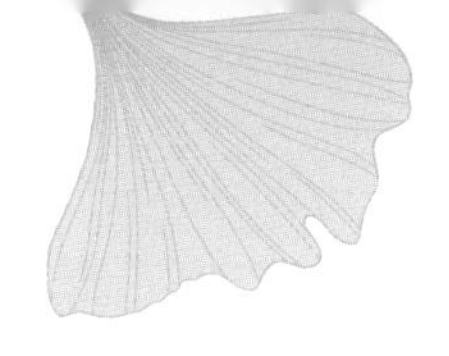

뇌를 최고의 상태로 유지하는 법

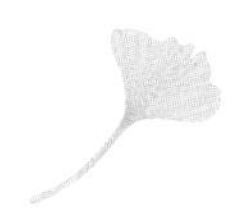

원래 우리의 뇌는 냉철하게 판단하는 능력의 소유자다. 뇌는 성장하면서 정보를 하나라도 더 많이 얻으려고 한다. 그러나 그만큼 많은 정보를 활용하려면 에너지가 제대로 공급되어야 한다. 그런데 뇌는 자신의 활동 수준과 영양공급 사이의 균형이 무너지면 이를 바로잡으려고 칼을 빼든다. 즉 주저하지 않고 자신의 일부 신경세포를 잘라버리는 사멸까지도 마다하지 않는 것이다. 쉽게 말하면 스스로 무자비할 정도로 구조조정을 단행하는 것이다.

앞서 연령별 치매 예방법에서 언급했지만, 10대 등 청소년기의 뇌는 살아남기 위해 가능한 많은 정보를 수집하며, 뇌 신경세포도 그에 걸맞게 수많은 가지를 뻗어내 복잡한 신경 네트워크를 계속 만들어낸다. 그러다가 간혹 에너지 공급이 부족하여 에너지 보급과 정보수집 사이의 균형이 뒤엉키면 뇌는 주저하지 않고 정보 네트워크가 가득 담긴 신경세포를 가차 없이 잘라 버린다. 즉 피의 가지치기를 하는 것이다. 이러는 과정이 반복되는 청소년기는 뇌의 중량이 늘었다 줄었다를 반복하는 시기이기 때문에 그토록 고민이 많고 방황하는 시기를 보내는 것이다. 그렇게 뇌는 부지런히 피의 가지치기를 계속하다가 20대쯤 되면 안정적으로 균형을 이룬다.

자신의 신경세포를 필요에 따라 가차 없이 잘라내버릴 만큼 냉혹한 뇌이기 때문에 치매 같은 것이 그 싹만 보여도 곧바로 없애려고 달려든다. 특히 뇌가 건강 상태를 유지하고 있으면 치매에 대한 아무런 걱정 없이 예방할 수 있다.

하지만 뇌가 척박한 상태, 즉 영양 상태가 불량한 뇌는 치매를 예방할 능력도 의지도 갖지 못한다. 결과적으로 손질하지 않고 방치해 두면 뇌가 오래된 정원처럼 잡초만 무성하게 자란다. 그러면 어떻게 해야 치매를 예방할 수 있는 건강한 뇌를 만들 수 있을까?

전문가들에 의하면 건강한 뇌를 만드는 요소로 3가지를 꼽는다. 즉 혈액순환량, 뇌 내에 포도당 대사율, 뇌 내에 산소 대사율이 그것이다. 이 3가지가 건강한 뇌를 결정하는 중요한 요소라고 한다. 많은 조사연구결과에 의하면 이 3가지 요소의 능력이 떨어지면 치매의 시초인 기억력이 떨어지고, 그렇지 않고 계속 유지되면 기억력도 거의 떨어지지 않는 것으로 보고되었다.

뇌는 혈액이 원활하게 순환됨으로써 유지되는 기관이다. 그렇기 때문에 뇌의 혈액순환이 원활하지 않으면 여기저기 문제가 일어나고 고장이 난다. 그 고장 중에 하나가 치매인데, 치매 증상의 발병과 뇌의 혈액순환량 감소는 분명하게 연관이 있다.

그렇다면 치매에 결정적인 영향을 주는 혈액순환을 원활하게 하는 방법에 대해서 알아보자.

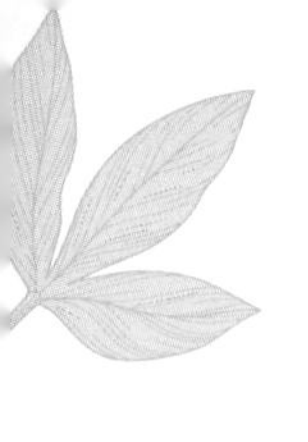

꼭꼭 씹어먹는 식습관이 혈액순환을 돕는다

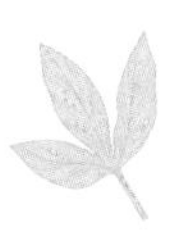

건강한 뇌를 만들려면 무엇보다 혈액순환이 원활해야 한다는 것을 앞에서 언급했다. 그렇다면 평소 뇌의 혈액순환을 풍부하게 해주는 습관을 가진다면 뇌 또한 건강한 상태를 유지할 수 있다는 의미다. 그러면 뇌에 혈액순환이 잘 되게 하려면 어떤 방법이 도움이 될까 하는 의문이 생길 것이다. 그 답은 바로 '씹기'다. 일상생활에서 쉽게 할 수 있으며 효과 또한 검증된 방법이다.

여러 연구조사보고에 의하면 충분히 씹을 때 뇌의 혈액순환이 50%나 상승된다고 한다. '씹기'가 뇌에 도움이 된다는 것은 이미 오래전부터 널리 알려진 사실이다. 일본의 유명한 치과 대학원 원장인 한 교수는 씹기에 대해서 다음과 같이 말했다.

"씹기는 신체적, 정신적으로 건강한 상태를 유지하는 데 반드시 필요한 움직임이다. 뇌의 광범위한 부분을 활성화하고, 뇌에 혈액순환을 촉진시킴으로써 뇌의 노화를 억제하는 작용도 한다. 즉 씹는 것은 인간이 생존하는 데 필수적인 행위이다."

그렇다면 생존의 필수적인 행위인 씹기를 평소에 잘하기 위해서 특히 유의해야 할 몇 가지를 알아보도록 하겠다.

첫째, 한 끼에 한 가지는 질긴 음식을 먹는다. 잘 씹기만 해도 소화가 훨씬 잘 되고, 무엇보다도 뇌가 건강해진다. 따라서 뭔가 먹을 때는 씹기에 조금 더 신경을 써보자. 어차피 씹을 거라면 조금 질기고 단단한 것을 꼭꼭 씹어 보라고 권하고 싶다. 단단한 음식을 꼭꼭 씹다 보면 건강한 뇌가 자동적으로 만들어진다. 강한 입으로 씹으면 뇌의 혈액순환이 크게 증가하고 그 결과 해마의 신경세포까지 증가시킨다. 평소에 씹기 운동을 하기 위해서는 한 끼에 적어도 한 가지씩 질긴 음식을 먹으면 자연히 씹기 운동이 될 것이다.

둘째, 한입에 30번 이상 꼭꼭 씹어 먹고 치아질환에 걸리지 않도록 주의한다. 아직까지 씹기의 적정 횟수가 어느 정도인지 밝혀진 것이 없지만, 한 끼 식사에 적어도 1,500번은 씹어야 한다는 주장이 있고, 한입에 20~30번은 씹어야 된다는 의견도 있다. 오래 여러 번 씹으려면 치아 건강까지 신경을 써야 하며 특히 40~50대 정도가 되면 치아관리에 더 관심을 기울일 필요가 있다.

셋째, 껌을 2분간 씹으면 기억력이 올라간다. 어느 건강 방송 프로그램에서 어떤 의사가 값싸고 가장 손쉬운 치매 예방법으로 껌을 들고 나와 보여준 적이 있다. 껌은 질긴 정도가 알맞아서 꼭꼭 씹으면 뇌의 혈액순환량이 눈에 띄게 증가하며 뇌의 모든 부분을 활성화시킨다. 당연히 치매를 예방하는 데에도 도움이 된다. 일본의 한 뇌 연구소에서 실험한 결과, 겨우 2분간 씹을 때 기억력이 무려 15% 이상 향상되는 것으로 나타났다. 특히 이 결과는 어느 특정 연령에만 해당되는 것이 아니라 전 연령대에 공통적으로 향상된 결과가 나왔다.

아침 식사를 반드시 해야 하는 이유

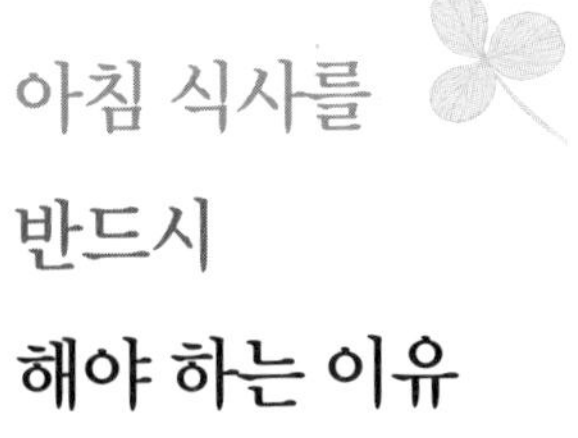

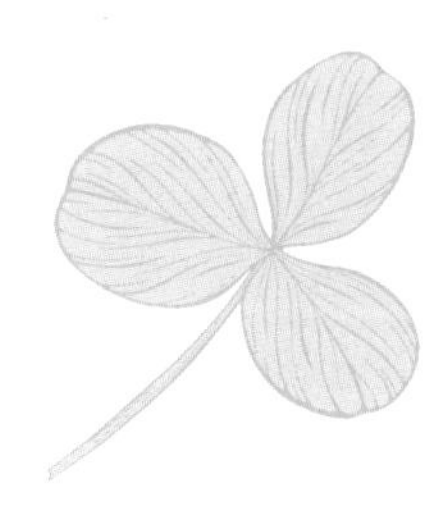

뇌에 있어서 포도당은 에너지원이 되는 중요한 연료이다. 그러므로 뇌에 포도당이 안정적으로 공급되지 못하면 뇌가 나른함을 느끼고 의욕 또한 사라진다. 뇌에 안정적인 포도당을 공급하기 위해서는 규칙적인 하루 세끼의 식사가 매우 중요하다. 그런데 우리 몸에서 가장 중요한 부분인 뇌는 정작 에너지를 축적해두는 장소가 없다. 하루에도 엄청난 양의 에너지를 소모해야 하기에 뇌는 아침 식사에서 얻은 에너지를 점심 먹을 때까지 쓰고, 저녁 식사 때 얻은 에너지를 그다음 날 아침 식사 때까지 소비한다. 이 말은 곧 아침에 일어났을 때 에너지가 바닥난 상태라는 뜻이다. 아침 식사를 반드시 해야 하는 이유로 다음 몇 가지를 생각할 수 있다.

첫째, 아침 식사를 거른 뇌는 비참하기 짝이 없다. 이렇게 에너지가 바닥난 상태가 되면 대부분 간에서 귀중한 포도당을 혈액을 통해 제공해주게 된다. 그러나 간에서 저장된 포도당은 저축형 글리코겐이기 때문에 뇌에서 사용하는 활성형 포도당으로 되돌리기 위해서는 서너 차례나 화학반응을 거쳐야 한다.

둘째, 아침밥이 뇌의 온도를 올려준다. 아침 식사는 에너지 보급 못지않게 체온을 올리는 데에 중요한 작용을 한다. 특히 하루의 일과가 시작되는 아침에는 반드시 체온을 올려야 한다. 체온 상승은 뇌의 온도도 함께 상승시킴으로써 뇌를 최적의 상태로 활성화시킨다.

아침 식사 메뉴는 동서양이 다르고 사람마다 조금씩 차이가 있다. 일본의 NHK 방송이 '어떤 음식이 뇌의 온도를 올리는 데에 가장 적합한가'를 조사한 바에 의하면 따끈한 밥과 날달걀이었다. 아침 식사는 소화흡수가 잘되고 에너지 효과가 높은 밥이나 빵 같은 탄수화물과 함께 높아진 에너지 수준을 유지할 수 있는 계란 등의 단백질 외에도 적당량의 지방과 채소를 함께 곁들이는 것이 좋다.

셋째, 아침 식사는 기억력과 상관관계가 있다. 미국의 한 연구소에서 20대 남녀를 상대 '아침 식사를 하는 그룹'과 '아침 식사를 거르는 그룹'으로 나누어 기억력 테스트를 실시했다.

평가는 공간기억 테스트와 단어 암기 테스트를 통해 이루어졌다. 공간 테스트는 물건의 위치를, 단어 암기테스트는 일정한 단어를 얼마나 빠른 시간 안에 다시 기억하는가를 평가한 것이다. 조사한 결과 아침 식사를 하는 그룹의 기억력이 압도적으로 높았다. 한 달 반 정도가 지나자 아침 식사를 하는 그룹은 체온이 올라가서 몸이 점차 따뜻해졌다. 이것은 곧 혈액순환이 원활하게 이루어졌다는 것을 의미한다. 체온이 상승하면 체내에 생화학 반응이 증가하여 모든 일을 할 만반의 준비가 갖춰지기 때문이다.

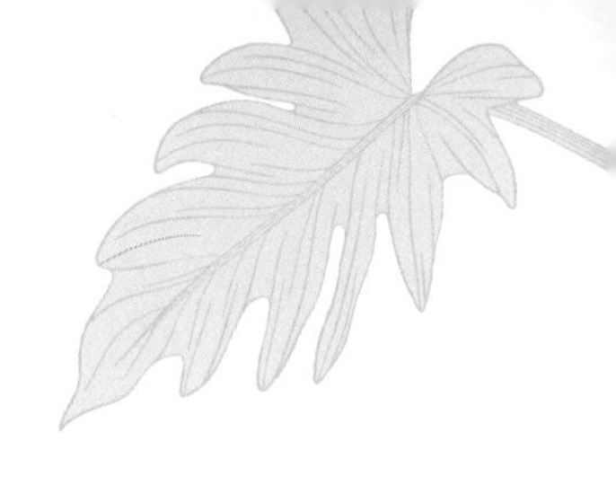

산소가 풍부하면 뇌가 건강해진다

뇌는 산소를 가장 많이 소비한다. 그러므로 산소가 부족하면 두뇌활동에 치명적인 영향을 준다. 2~3분만 산소공급이 차단되어도 뇌는 영구적인 손상을 입게 된다. 평소 생활에서 충분한 산소를 공급하고, 산소를 공급하는 데 방해가 되거나 뇌를 괴롭히는 다음의 태도에 유의해야 한다.

첫째, 구부정한 자세는 뇌를 괴롭힌다. 자세가 나쁘면 겉으로 보기에도 사람이 초라하고 궁핍해 보인다. 그런데 이보다 더 심각한 것은 흉광(胸廣)이 좁아져서 산소 호흡량이 부족해진다는 데에 있다. 결국 뇌에 산소가 풍부하게 공급되지 않으므로 치매에 걸릴 확률이 높아진다.

40~50대에는 자세가 조금씩 무너져 허리와 등이 살짝 구부정해진 상태로 걷는 전형적인 노인성 귀배, 즉 척추후만증이 서서히 시작되는 양상을 보인다. '노인성 척추후만증'이란 등이 마치 고양이 등처럼 휘고 무릎은 살짝 굽어지며 엉덩이는 뒤로 빠지고 턱은 내민 자세다. 이렇게 몸이 구부러진 상태로 있다 보면 가슴을 활짝 편 상태에 비해 산소흡입량이 떨어질 수밖에 없다. 평소에 습관적으로 기지개를 펴면, 등이 굽는 것을 예방할 수 있을 뿐만 아니라 산소도 충분히 들이마실 수 있다.

둘째, 산소를 대량으로 들이마시는 자세를 만들어야 한다. 뇌에 산소를 원활하게 공급하기 위한 방법으로 2가지가 있는데, 바로 자연스럽게 서는 것과 발끝으로 서는 것이다. 자연스럽게 서는 것은 바른 자세로 서는 것을 말하며, 바른 자세는 허리를 꼿꼿이 세운 채 가슴을 펴고 턱을 잡아당기는 자세다. 바른 자세의 기본은 바르게 서는 것에서부터 시작된다. 발끝으로 서는 것은 발바닥 전체를 딛고 서서 아주 살짝만 발끝에 체중을 싣는다. 남성이라면 높은 선반에 물건을 올릴 때를, 여성이라면 처음에 힐을 신을 때의 자세를 떠올리면 된다.

바른 자세인지를 확인하기 위해서는 구두 바닥의 세 군데만 보면 된다. 뒤축의 바깥쪽과 발 앞쪽 새끼발가락 주위와 엄지발가락에 해당되는 부분이다. 만약 구두에 이 세 군데가 고루 닳아 있다면 올바른 자세로 걷고 있다는 증거이다.

우리가 알아야 할 것은 자세가 무너지면 뇌도 둔해진다는 사실이다. 자세는 뇌의 그릇이 되기 때문이다. 치매란 바로 뇌 기능이 극도로 저하된 상태인데, 그런 상태에서는 주변에 대한 인식이 거의 없어져서 긴장감이 감소된다. 바로 이런 맥락에서 뇌 기능의 저하는 자세와 체형에도 영향을 미친다.

치매에 걸리면 특유의 표정과 자세가 나타나기 시작한다. 표정은 멍하고, 등은 구부러져 있고, 기억력이 저하된 힘없는 자세, 터벅터벅 걷는 모습, 우물대는 말투 등 모두 긴장감이 사라진 결과다. 특별한 병이 없어도 나이가 들수록 자기도 모르는 사이에 등이 점점 굽게 된다. 그러는 사이에 뇌의 사이폰 구조도 서서히 무너지면서 뇌는 점점 더 산소 부족 상태에 빠지고 그 틈을 타서 치매의 싹이 자라게 된다.

나이가 들수록 건강한 뇌를 유지하기 위해서는 올바른 자세로 서야 하고, 뇌에 신선한 산소를 공급해준다는 생각으로 자세에 더욱 신경을 써야 한다. 만일 벌써 자세가 굽어졌다면 의식적으로 충분한 심호흡을 자주 해보는 것이 좋다. 이때 심호흡은 들이마시거나 내뱉거나 어느 쪽을 먼저 시작해도 상관없다. 깊은 호흡을 반복하여 공기를 대량으로 들이마시는 게 중요하다. 그래야 산소호흡량도 충분해지기 때문이다. 자세가 무너졌다고 해도 평소 큰 심호흡을 의식적으로 반복해준다면 산소 호흡량도 늘어나고 더불어 뇌는 산소 부족에서 벗어날 수 있다. 그러면 뇌를 포함하여 전신의 기능이 향상될 것이다.

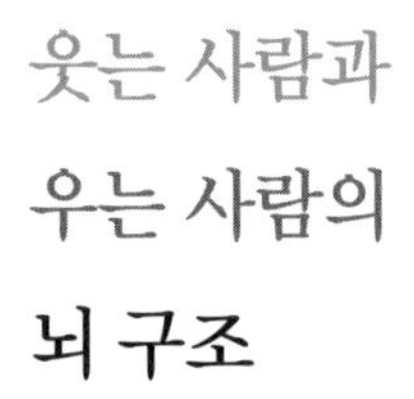

웃는 사람과 우는 사람의 뇌 구조

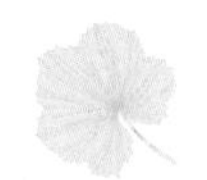

평소 가족이나 직장 동료들과 이야기를 할 때 웃으면서 대화를 하도록 노력하자. 웃음 띤 얼굴로 대화를 나누다 보면 결국에는 대인관계도 좋아지고, 무엇보다 고독을 피할 수 있다는 점에서 의미가 있다. 간혹 이런 불경기에 울어도 시원치 않은데 어떻게 한가롭게 웃음이 나오느냐고 말할 수 있다. 마음은 비록 울고 싶더라도 억지로라도 웃어보자. 거짓으로라도 웃어보는 것이다. 마음에서 우러나지 않는 웃음이 무슨 효과가 있겠는가 하지만, 연구결과 거짓 웃음 또한 진짜 웃음과 같은 효과가 있다는 보고가 있다. 마음속에서는 불안, 짜증 나아가 공포와 같은 존재도 있을지도 모른다. 하지만 그런 마음과는 달리 그 종이를 보면서 매일 웃으면 암세포까지 죽이는 힘을 가진 내추럴 킬러 세포가 유익하게 증가했다는 보고가 있다. 거짓으로 웃어도 이 정도인데 정말로 웃는다면 그 효과는 상상을 초월할 것이다. 치매 예방에 효과가 있는 것은 두말할 필요가 없다.

희로애락(喜怒哀樂)이라는 인간의 감정은 크게 '희락(喜樂)'과 '노애(怒哀)'로 나눌 수 있다. 전자가 긍정적인 감정이라면 후자는 부정적인 감정이다. 인간의 자율신경은 교감신경 쪽으로 조금 기울어져 있는데, 이 정도의 긴장 상태는 균형 면에서 볼 때 가장 바람직하다. 교감신경이 약간 우위에 있으면 의욕도 충만해지고 활력도 넘친다. 왕성한 의욕 앞에는 불안도 공포도 없어진다.

일상생활에서 희로애락의 감정이 서로 잘 조화를 이루어야 한다. 그렇게 되면 희락의 감정과 노애의 감정이 부딪치거나 협조하면서 교감신경이 약간 우위에 서게 되고 자율신경은 바람직한 균형을 유지하게 된다. 그러면 자연히 몸과 마음의 건강이 유지된다.

이러한 균형을 항상 유지하기 위해서는 불행에 빠졌을 때도 웃음을 잃지 않는 것이다. 내키지 않는 거짓 웃음이나 마지못해 웃는 웃음도 상관없다. 억지로 미소를 짓는 흉내만 내도 우울한 기분을 쫓아낼 수 있다. 우리 감정의 밑바닥에 웃음을 항상 깔아놓기 위해서는 감사하는 마음이 도움이 된다. 감사하는 마음을 가질 때 웃음이 끊어지지 않는다. 살아가면서 벌어지는 모든 일에 대해서 항상 감사하는 마음을 가져보자. 감사하는 마음을 가질 때 일상적으로 나누는 대화에도 웃음이 찾아와 즐거운 시간으로 변한다. 대화가 즐거워지면 뇌에서 기억력을 관장하는 해마세포가 증가하고, 당연히 기억력도 좋아진다. 서로에게 감사하는 마음을 바탕으로 정다운 대화를 나누어 보자. 이를 통해서 뇌는 더욱 탄력이 생길 것이고 희로애락의 바탕에는 웃음이 자리를 잡게 될 것이다.

우리의 뇌는 바뀔 수 있다

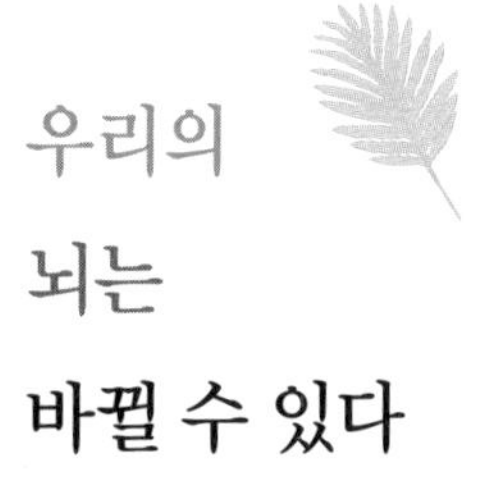

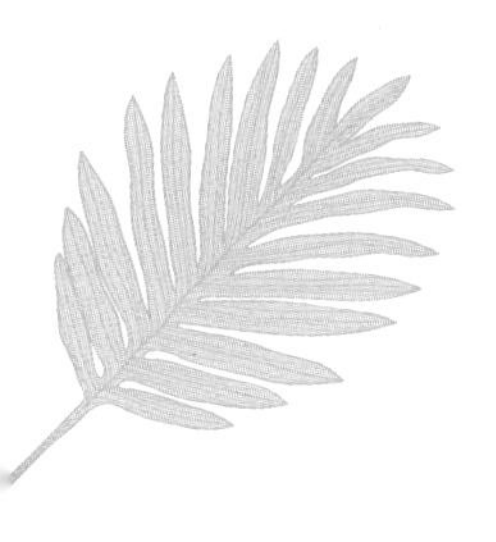

우리가 머리 쓰기를 게을리하면 할수록 뇌는 자극이 없고 인지 능력이 떨어지면서 꾸벅꾸벅 졸거나 잠들어 버린다. 물론 뇌에도 휴식이 필요하지만 너무 오래 쉬도록 방치하면 무위무책 상태가 되고 만다. 인간에게 무위무책 상태는 바람직한 상태가 아니다. 무위무책의 뇌는 일할 필요를 느끼지도 못하고 생각할거리도 없으므로 이런 상태로 장기간 방치하면 '폐용증후군(廢用症候群)'으로 이어진다. 폐용증후군이란, 장기(腸器)를 사용하지 않음으로써 나타나는 기능 저하를 의미하는데, 나이가 들어가면서 자연스럽게 일어나는 기능감퇴의 일종이다. 패용증후군이 나타나면 제아무리 뛰어난 뇌라도 빠르면 며칠, 늦으면 몇 주 안에 치매 뇌로 변한다.

얼마나 짧은 기간에 치매 뇌로 변하는가에 관해 실험을 한 결과가 있다. 건강한 한 젊은이를 하염없이 누워 자리보전만 시킴으로써 폐용증후군적인 생활을 하도록 하자 놀랍게도 약 20일 만에 뇌 기능이 열 살 이상 연로해졌고, 육체 기능도 빠르게 쇠약해졌다. 건강한 젊은이도 이렇듯 빠르게 쇠퇴해버리는데, 더욱이 중년 이후라면 심각한 결과를 초래할 것이 뻔하다.

젊음을 오래 유지하는 비결은 어쩌면 간단하다. 스스로 뇌를 좀 더 귀찮게 하는 일을 시작하면 된다. 우리는 뇌를 방치하면 얼마나 위험한 결과를 초래하는지를 깨달았다. 그렇다면 이번에는 지속적으로 뇌를 쓰면 얼마나 엄청난 일이 일어나는지 알 수 있는 한 사례를 소개하고자 한다.

> 87세의 한 노인이 있다. 중견기업 대표 나이로 비록 많지만 평소에 치매 증상이 없었다. 그러던 어느 날 교통사고를 당한 후 머리에 손상을 입지 않았는지 확인하기 위해 병원에 가서 진찰을 받았다. 정밀검사 결과 뜻밖의 사실이 밝혀졌다. CT 촬영과 MRI 검사로 살펴본 그의 뇌는 이미 상당히

위축된 상태였다. 그런데 정작 본인은 치매는커녕 그 비슷한 기능 저하도 느끼지 못하고 생활에 조금도 불편함이 없었다고 했다.

기적과 같지만 이것은 단적으로 말해서 뇌의 잠재력을 말해주는 것이다. 비록 심하게 위축된 상태였지만, 평소 머리 쓰기를 게을리하지 않음으로써 뇌는 제 기능을 유지할 수 있었던 것이다. 결국 머리를 열심히 사용하는 사람에게는 치매가 숨어들 여지가 없다는 것을 보여준 것이다. 지적 활동 부위만 살아있으면 뇌가 위축된 상태여도 얼마든지 건강하게 생활하며 사회생활도 제대로 할 수 있다. 이처럼 뇌는 자극을 받을수록 발달하고 성장하는 기관인 것이다.

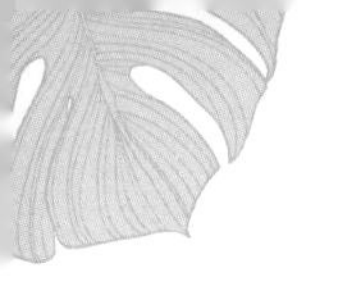

나이가 들어도 뇌가 좋아지는 비결

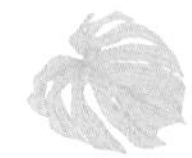

알츠하이머 치매와 밀접한 관계가 있는 뇌의 부위 가운데 '해마'라는 부위가 있다. 해마는 학습과 기억 및 새로운 것을 인식하는 것과 같은 역할을 하며, 뇌의 다른 부위로 신호를 전달하는 매우 중요한 원심성 신경섬유 역할을 한다. 그렇기 때문에 학습과 기억하는 일뿐만 아니라, 감정 행동 및 일부 운동 조절에도 관여한다. 뇌에서 이렇게 중요한 역할을 하는 해마 신경세포가 증식하기 위해서는 다음과 같은 조건이 필요하다.

첫째, 죽을 때까지 배움을 게을리하지 말아야 한다. 아직 40~50대라면 기억력이 확 떨어지지는 않았을 것이다. 그러나 나이가 들어도 계속 그 기억력을 유지하려면 꾸준한 학습이 필요하다. 세포를 계속 늘리고 싶어 하는 해마에게 가장 좋은 선물은 학습이기 때문이다. 열심히 학습하는 뇌만이 오래도록 젊음을 유지할 수 있게 하고, 치매에 걸릴 위험성을 낮춘다.

둘째, 홀로 고독하게 살지 않고 남들과 더불어 함께 살아가야 한다. 인간은 사회적 동물이므로 집단생활을 통해서 해마의 세포도 증식되고 다른 동물보다 오래 살 수 있었던 것이다. 그러므로 자신만의 세상 속에서 갇혀 외톨이처럼 생활하는 사람은 그저 외로움으로 끝나는 것이 아니라 신경세포 수까지 줄어들고 만다. 그러면 기억력도 당연히 떨어진다.

셋째, 사회적 강자가 되어야 한다. 부지런한 사람은 사회적 강자가 되어 늘 우위에 서게 된다. 평소 근면하기에 학습 범위와 기억 범위까지 넓혀져서 해마의 신경세포도 계속 증가한다. 자연스럽게 뇌의 힘도 향상될 것이므로 당연히 리더의 위치에 서게 된다. 반면에 사회적 약자들은 자신에게 닥친 불운을 한탄하는 데에 대부분의 시간을 보내며 점점 더 게을러진다. 그러다 보면 기억력 범위도, 학습 범위도 계속 좁아지므로 해마의 신경세포도 증가할 수 없게 된다. 결과적으로 시간이 흐를수록 점점 더 약해지는 악순환에 빠져들게 된다.

넷째, 공복 상태를 너무 오랫동안 방치해서는 안 된다. 중요한 것은 너무 오랜 시간 공복을 참아도 안 된다는 것이다. 너무 오랜 시간 허기진 채로 있으면 지혜를 짜내기 위한 에너지 자체가 부족해진다. 또한 너무 오랜 시간 참다 보면 먹을거리를 발견했을 때 참지 못하고 게걸스럽게 먹어치우기 쉽다. 이러한 식습관이 문제가 된다. 장시간 공복 상태를 참다가 아귀처럼 먹다 보면 결국 양을 조절하지 못해 폭음폭식으로 이어지고 기껏 떠오른 지혜도 봉인시켜 버린다. 따라서 평소 폭음이나 폭식을 경계하고 균형 잡힌 세끼를 실천하도록 노력할 필요가 있다. 매끼 식사 사이에는 참을 만한 공복감이 찾아든다. 그러면 공복 신호를 보내는 그렐린이 해마에 도달할 것이고, 그때마다 머리의 회전은 자연스럽게 빨라져 덩달아 기회의 여신도 당신에게 손짓을 할 것이다.

뇌는 중요한 것만 떠올린다

우리가 살아가면서 때로는 기억하지 않는 것이 좋을 때가 있다. 잘못한 것도 없는데 누구로부터 마음에 큰 상처를 입은 경우 떠올리기조차 싫다. 이런 경우는 망각이 차라리 우리에게 유익하다. 기억하지 못하는 것이 생존수단이 되는 경우도 있다. 금붕어가 어항 속에서 살 수 있는 것은 기억력이 거의 없기 때문이라고 한다. 금붕어는 장식용 수중 식물을 발견하면 그것에 감탄하고 이내 잊어버린다. 그런 다음 유리 벽에 닿을 때까지 헤엄쳐 갔다가 다시 돌아와서는 똑같은 수중 식물을 보고 다시 감탄한다. 이 과정을 끊임없이 되풀이한다고 한다. 결국 금붕어가 기억력이 약한 것은 미치지 않기 위한 생존 수단이 될 수 있다는 이야기다. 우리도 때로는 세상의 충격으로부터 스스로 보호받기 위해 건망증이 필요할지도 모른다. 그러나 나이가 들어서 기억력이 떨어지는 것은 치매의 시작이다. 그러므로 기억력이 떨어지지 않도록 해야 한다.

기억이란 '외우기와 떠올리기'가 한 세트로 구성된 작업이다. 그것은 누구도 인정하는 사실이지만, 외운 내용을 필요할 때마다 다시 떠올리는 일은 쉽지 않다. 분명 알고 있는 것인데 머릿속을 맴돌기만 하고 기억을 시원하게 끄집어내기란 쉽지 않다. 그것은 외우기와 떠올리기는 뇌에서 오고 가는 경로가 서로 다르기 때문이다. '외우기와 떠올리기'가 서로 다른 경로를 통해서 이루어진다는 것을 이해하기 위해서 당신이 학교 다닐 때의 일을 떠올려보자. 시험을 앞두고 부지런히 외우고 또 외우며 공부를 했는데, 막상 시험지를 앞에 놓고서는 그것이 떠오르지 않았던 경험을 한 일이 있을 것이다. 이것이 바로 머릿속에서 '외우기와 떠올리기'가 뇌 속에서 다른 경로를 통해 작동하기 때문인 것이다. 외우는 것도 힘든데, 떠올릴 때는 그 경로, 즉 코스도 다른 데다 돌아가기까지 하므로 쉽지 않을 수밖에 없는 것이다.

뇌는 엄청난 에너지를 소비하고 있지만, 온몸의 여러 기관을 관장하기 때문에 에너지를 발산할 때는 세심하게 지출을 따진다. 즉 구두쇠처럼 절약하기를 즐긴다. 떠올리는 일이 매우 중요한 것은 분명하지만, 그렇다고 불필요한 것까지 모조리 떠올렸다가는 뇌가 아마도 감당할 수 없을 정도로 에너지를 많이 소비하게 될 것이다. 따라서 불필요한 것을 떠올리려고 에너지를 발산하지 않는다. 그렇기 때문에 뇌는 중요한 것들만 골라서 떠올리는 것이다. 이 원리로 떠올리기 기능을 제대로 하려면 뇌로 하여금 중요도를 인식시키는 일이 무엇보다도 중요하다. 뇌의 입장에서는 중요한 것만 떠올리면 에너지를 절약할 수 있으므로 쓸데없는 것을 떠올리려고 하지 않는 것이다. 이것은 곧 에너지 낭비에 해당되기 때문이다.

뇌가 어떤 정보나 지식에 대해서 '중요하다' 또는 '불필요하다'라고 인식해 버리면 그것으로 끝이다. 아무리 떠올리려고 해도 잡히지 않을 것이다. 쉬운 예로 누구나 자신의 생일은 기억하고 있을 것이다. 만일 기억하고 있지 않다면 당신은 그것을 중요하지 않게 생각했기 때문이다. 다시 말해서 당신이 중요하다고 인식하지 않았기에 그 기념일에 대한 정보는 뇌의 '떠올리기' 코스에 들어가지 않았고, 머릿속에서 맴돌 수밖에 없는 것이다.

뇌가 중요하다고 받아들이기 위해서는 '반복'이 필요하다. 반복해서 기억하려고 노력하다 보면, 자연스럽게 뇌가 해당 정보를 중요하다고 인지하게 되는 것이다. 그리고 일단 중요도를 인지하면 뇌는 해당 정보를 처리하는 데 있어서 에너지를 아끼지 않는다. 오히려 더 연료를 효과적으로 활용하기 위해 필요한 때 그 즉시 떠올릴 수 있도록 알아서 재촉한다. 그러면 기억을 떠올리는 일에 걸리는 시간도 단축될 것이다.

여러 두뇌 학자들이나 뇌 전문가들이 기억을 하는 데에 '반복' 외에 더 좋은 방법이 있을까 해서 많이 연구했지만 아직까지 '반복' 이상으로 더 좋은 방법은 없는 듯하다. '쓰면서 암기, 읽으면서 암기, 들으면서 암기' 등 여러 감각 및 운동기관을 동원하면 뇌에 더 강력한 자극이 더해져서 떠올리기가 쉽게 이루어진다. 뇌가 중요성을 인지한다면 그 정보는 단단히 기억 속으로 고정되어 필요할 때 쉽게 떠올릴 수 있다.

100살까지,
무조건
움직여라

세월이 흐르면서 나이가 40~50대가 되면 자연스럽게 노화의 영향을 받지 않을 수 없다. 그런데 기억력 저하에 가장 큰 영향을 미치는 것은 다름 아닌 운동 기능의 저하이다. 40~50대가 되면서 덜 움직이게 되고 덩달아 뇌의 기능도 떨어지며 기억력이 감퇴하는 것이다. 안타까운 일이지만 40세를 지나 50세쯤 되면 근력과 관절이 점차 굳으며 운동 기능도, 반사행동 능력도 청년기에 비해 상당히 떨어진다. 가장 걱정되는 것은 경부(頸部), 즉 목의 움직임이다. 40~50세가 되면 성도의 차이는 있을 수 있으나 대부분 경추관 협착증이나 변형성 경추증, 기타 노화성 경부질환이 생겨서 목의 움직임이 둔해지고 딱딱해지는 느낌이 들 것이다.

목의 움직임이 부드럽지 못하고 딱딱해지면 얼굴을 돌려 정면으로 응시하는 속도가 느려지며, 오감 중 얼굴의 정면에 있는 시각, 후각, 미각의 감각 정보가 지체되면서 감각기관으로서의 능력도 과거에 비해 몇십 분의 1로 줄어든다. 정작 본인은 서둘러 정면을 응시했다고 해도 젊은이에 비하면 몇 초라도 늦기 마련이다.

오감은 각각 고유의 기능이 있지만 서로 함께 작업하는 부분이 많다. 즉 시각, 청각, 미각, 촉각은 각기 고유한 기능을 발휘하면서도 서로 협력해가면서 능력을 키운다. 그렇기 때문에 상대적으로 정보 수집율이 높은 시각이나 청각의 능력이 한꺼번에 떨어지면 다섯 감각 전체에 많은 영향을 미치게 된다.

따라서 40~50대에 기억이 떨어지는 이유로 꼽을 수 있는 첫 번째 이유는 오감이 떨어졌기 때문이다. 오감이 떨어지면 자극의 양이 평균 50~60%가량 감소한 상태로 뇌에 도달하므로 기억에 또렷하게 남을 수 있는 충분한 양이라고 할 수 없다. 그렇기 때문에 감각이 쇠퇴하면 기억력도 따라서 떨어질 수밖에 없는 것이다.

두 번째 이유로 생각할 수 있는 것은 40~50대에는 뇌의 창고에 과거의 기억들이 너무 많이 저장되어 있는 탓이다. 40~50대가 20대보다 기억력이 떨어지는 것은 이미 창고에 20대 젊은이에 비해 저장 데이터가 훨씬 많기 때문이다. 40~50세쯤 되면 수많은 경험과 기억을 쌓아왔을 것이다. 게다가 노화의 시작과 더불어 새로운 것을 기억하는 능력도 점차 떨어진다. 이미 기억창고에 저장되어 있는 양도 많은데 그 속을 뒤져서 찾으려면 아무래도 시간이 걸리게 되는 것이다. '시간이 걸린다'는 것은 곧 '잘 안 떠오른다'는 것으로 받아들여져서 기억력의 감퇴가 시작되는 것이다.

세 번째로 40~50대가 기억력이 감퇴하는 이유는 '부정확한 기억'이라는 것이 문제다. 부정확하게 기억하는 것은 곧 희미하게 혹은 어슴푸레하게 기억하는 것을 말한다. 이런 기억은 기억을 고정하는 도중에 멈춘 것으로 정확한 기억이라고 할 수 없다. 더욱이 부정확한 기억은 부정확한 형태 그대로 남을 가능성이 높다. 그런데 불행하게도 40~50세 이후에는 이미 기억하고 있는 양만큼이나 부정확한 기억도 많아지다 보니 그런 부정확한 기억으로 인해 일상생활에 지장을 초래하는 일도 발생한다.

기억이라고 하는 것은 정보를 받아들이고(획득), 외운 다음(고정) 떠올리는(재생) 순서로 진행된다. 기억의 재고정화를 촉진시키고 싶다면 우선 자신이 할 수 있는 일은 스스로 해결하는 습관부터 길러야 한다. 스스로 하다 보면 '내가 하면 더 잘할 수 있는데' 하는 욕심이 생긴다. 이러한 마음은 어느새 새로운 의욕으로 이어지고 '반드시 외워야지' 하는 투지까지 만들어 낸다.

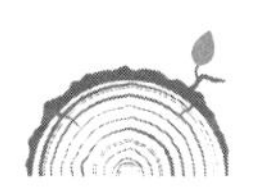

04 part

치매를 예방하는 최강의 식사법

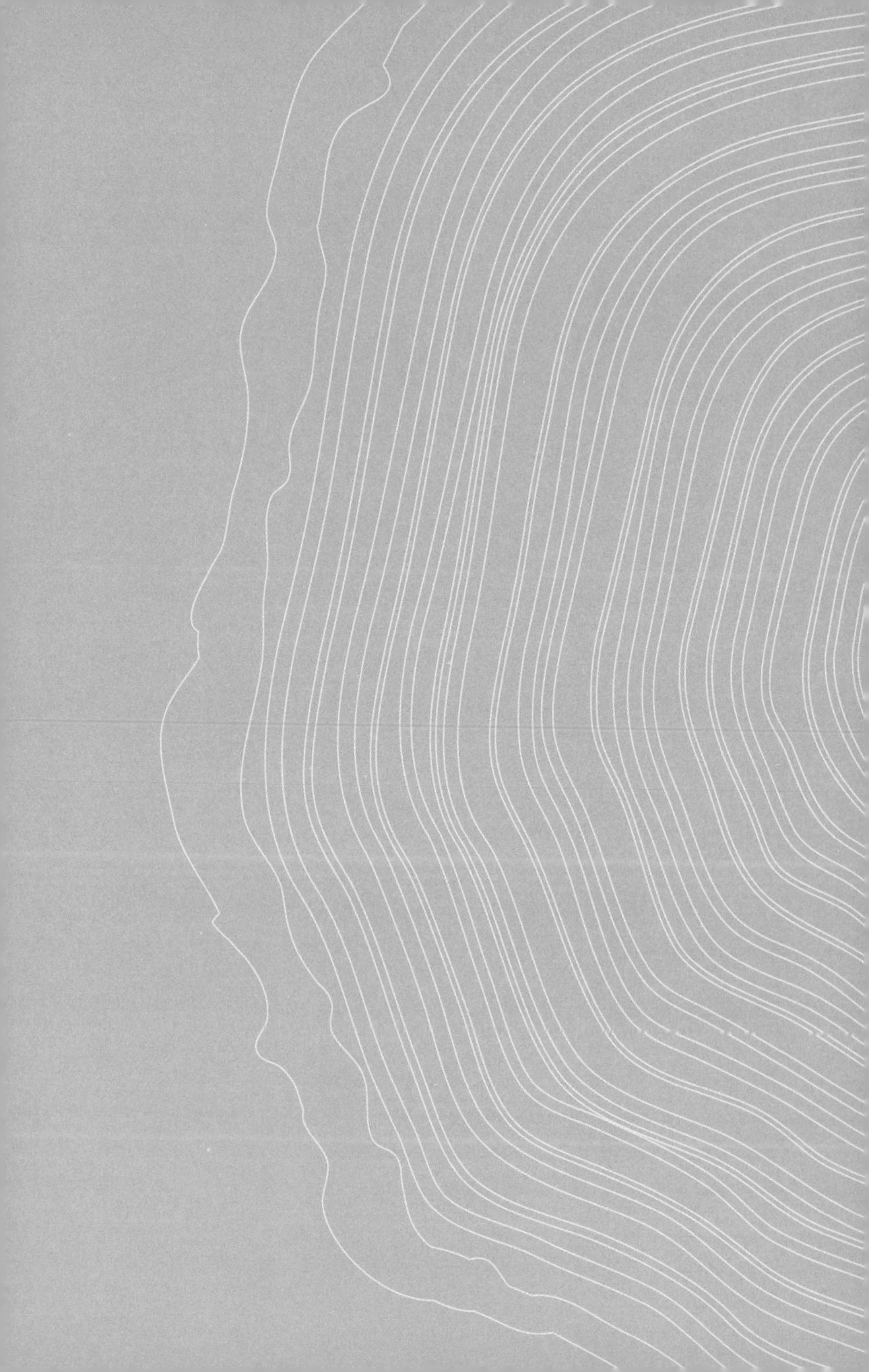

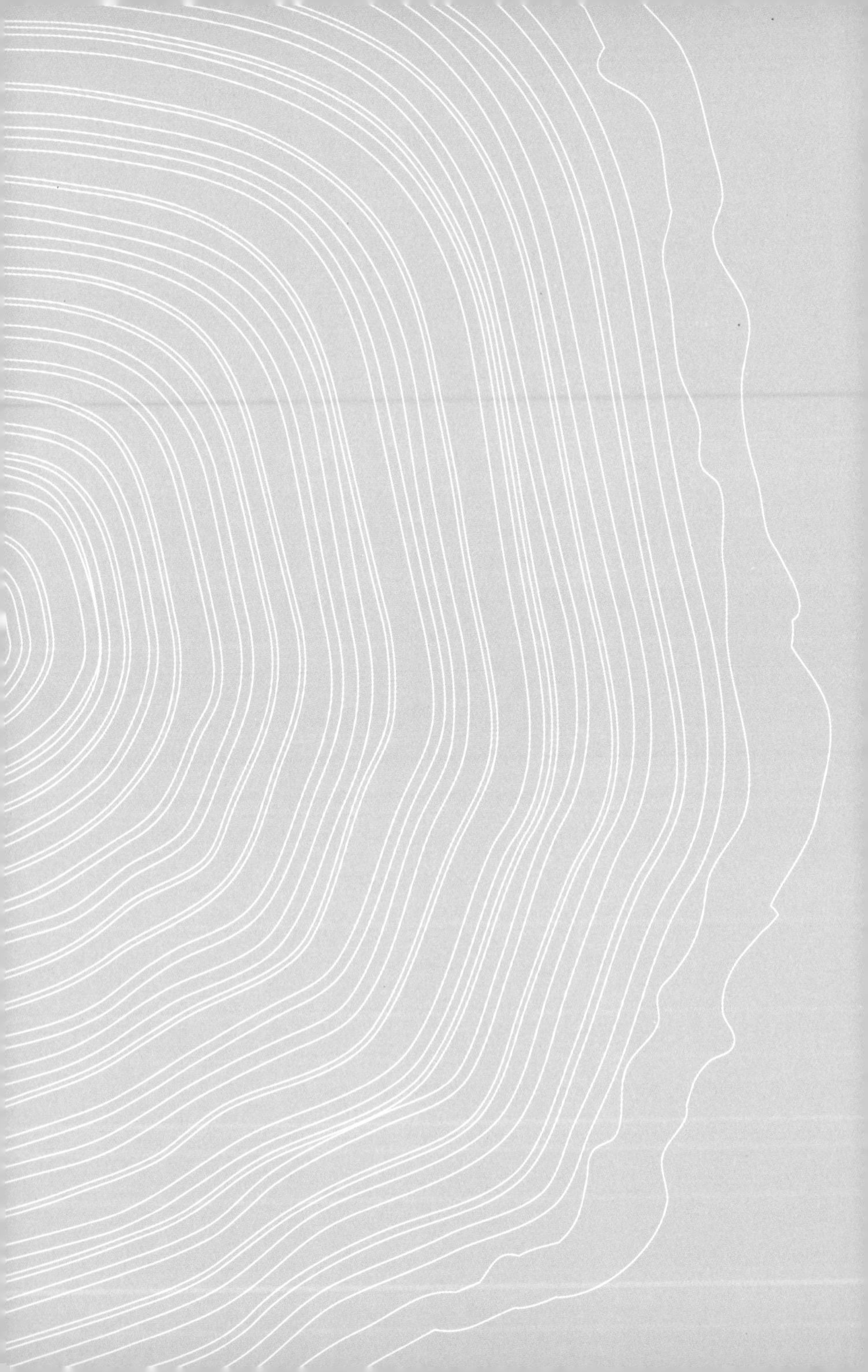

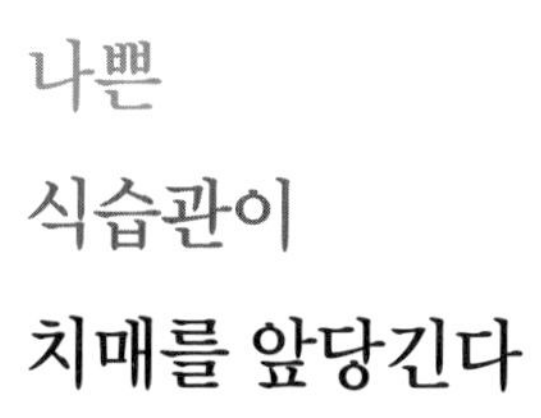

나쁜 식습관이 치매를 앞당긴다

가족 중에 있는 환자가 이미 치매 단계에 들어선 경우 치매 치료에 효과가 있는 음식은 없지만, 예방할 수 있는 음식들은 많다. 특히 환자에게 평소 꾸준히 제공할 경우 치매에 효과가 있는 음식은 더욱 많다. 그 음식을 매일, 또는 일주일에 몇 번씩 섭취할 수 있도록 습관화하는 것이 중요하다. 한두 번 먹는다고 해서 효과가 있는 것이 아니기 때문이다. 따라서 환자가 습관적으로 매일 좋은 음식을 먹을 수 있도록 돕기 위해서 먼저 보호자인 당신부터 식습관을 바로 할 필요가 있다. 다음은 환자와 함께 보호자 역시 지켜나가면 좋은 식습관에 대해 다루었다.

첫째, 환자와 함께 아침 식사를 하는 습관을 들이는 것이다. 가족과 따로 산다면 틈이 날 때마다 전화로 환자에게 아침 식사를 빠뜨리지 않도록 권하고, 함께 살고 있다면 아침 식사를 함께 하도록 하는 습관을 들이는 것이 좋다. 앞에서도 언급했지만, 아침 식사는 뇌와 밀접한 관계가 있다. 뇌의 질량은 우리 몸무게의 2%에 불과하지만 에너지 소모량은 최대 20%이다. 이처럼 뇌는 엄청난 에너지를 필요로 하기 때문에 영양공급이 제대로 안 되면 가장 먼저 영향을 받는다. 특히 아침밥을 거르면 17시간이라는 공백이 생기므로 뇌는 큰 타격을 받는다. 따라서 아침 식사는 반드시 하고, 식사를 하며 서로 대화를 하게 되면 치매 예방 효과에 좋은 점이 많다.

둘째, 환자와 함께 적어도 하루에 한 잔씩 마시는 커피 타임을 갖는다. 예전에는 커피가 건강에 좋지 않다고 해서 먹지 말라고 권했지만, 최근에는 커피가 단기 기억에 좋다는 연구결과가 나오고 있다. 이것은 커피에 함유된 카페인이 기억력을 향상시키기 때문이다. 하지만 카페인이 수면을 방해할 수도 있으니 너무 많은 커피를 마시거나 카페인에 민감한 반응을 보이는 사람은 주의할 필요가 있다. 따라서 하루 한 번 아침 식사 후 환자와 함께 티타임을 가지면서 대화를 나누는 것이 좋겠다.

셋째, 일주일에 2~3번은 등 푸른 생선을 환자에게 공급하는 것이다. 등 푸른 생선에는 오메가3가 있는데, 오메가3는 피를 붉게 하여 혈액순환이 잘 되도록 하며 동맥경화를 예방하는 효과가 있어서 혈관성 치매 예방에 도움이 된다.

넷째, 매일 견과류를 간식으로 먹는 것이다. 뇌가 포도당을 에너지로 사용하기 위해서는 보조 영양분이 필요하다. 견과류에는 신경성 전달물질을 활성화시킬 수 있는 영양분이 많이 들어 있다. 호두, 밤, 땅콩, 잣, 아몬드, 호박씨 등 껍질이 단단한 것들을 간식으로 먹으며 그날 식사에서 부족한 영양분을 채울 수 있다.

다섯째, 식사 때 메뉴로 카레를 자주 먹는 것이다. 카레에는 치매 예방 식품으로 유명한 커큐민 성분이 많이 들어 있다. 인도인들이 세계 어느 나라에 비해 치매 발병률이 낮은 이유는 카레를 주식으로 하기 때문이다. 그러므로 식사 때 카레를 자주 먹게 하는 것이 치매 예방에 좋은 식사 방법이다.

여섯째, 달걀을 자주 섭취하는 것이다. 날샬 노든사에는 레시틴이라는 성분이 많이 들어 있는데, 이 레시틴은 세포막 형성에 큰 역할을 하며, 뇌신경 세포에도 광범위하게 관여한다. 환자에게 달걀을 제공할 때는 삶은 것보다는 따뜻한 밥 위에 날로 얹어서 먹도록 하는 것이 좋다.

이밖에도 다음 장에서 소개할 여러 음식, 국이나 수프 등은 가족의 치매 예방에 좋은 음식들이니 참고하길 바란다.

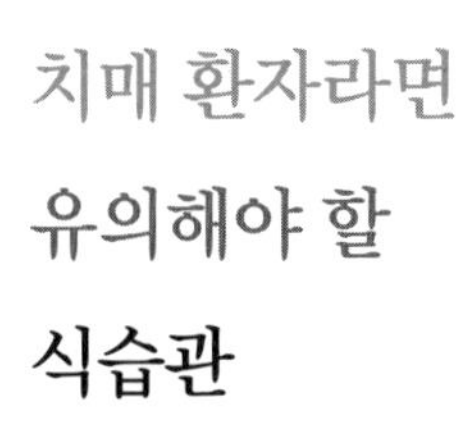

치매 환자라면 유의해야 할 식습관

치매를 예방하기 위해서 환자가 반드시 끊어야 할 습관으로 두 가지가 있다. 음주와 흡연이다. 이 두 가지 습관 때문에 주로 남성들이 치매에 걸리거나 다른 질병에 걸려서 고생한다. 이제 그것들이 어떻게 치매를 유발하게 하는지 하나씩 살펴보도록 하겠다.

첫 번째로 알코올은 뇌에서 많은 신경학적 변화를 유발한다. 직접 신경세포를 공격하기도 하고, 숙취의 원인인 아세트알데하이드라는 에탄올의 대사물실 또한 신경독성으로 작용한다. 한 조사 기관에서 실제로 5년 이상 지속적으로 음주를

한 사람의 뇌를 MRI로 촬영해본 결과, 음주량에 비례해 뇌 부피가 수축되었다는 보고가 있었다.

알코올은 그 자체로 인지 기능을 떨어뜨리는데 특히 인지 기능이 많이 떨어진 65세 이상 노인들에게는 음주가 더욱 위험하다. 지속적인 알코올 섭취는 전두엽에 지속적으로 손상을 입히고, 기억을 담당하는 해마세포를 직접 파괴하여 결국에는 치매로 진행하게 만든다. 연구에 의하면 술을 자주 마실 경우 안 마시는 사람보다 인지기능 장애가 1.7배나 높게 나타났다. 따라서 나이 든 가족에게 술을 권하는 행위는 절대 금물이다.

두 번째로 담배는 남녀노소를 불문하고 건강에 좋지 않다. 알면서도 끊지 못하는 것은 습관이기 때문이다. 한 번 길들여진 습관은 고치기가 힘들다. 게다가 담배처럼 나쁜 습관은 더욱 끊기가 어렵다. 65세가 넘어서도 계속 담배를 피우는 노인들을 상대로 조사한 바에 의하면 90% 정도가 얼마 안 있어서 흡연으로 인한 질병에, 그것도 심각할 정도로 걸려서 고생한다고 한다. 그리고 무엇보다 중요한 사실은 흡연이 치매를 일으키는 강력한 요인이 된다는 점이다.

나이가 들어서까지 흡연을 지속하면 첫째는 기억력이 떨어진다. 그것도 현저하게 떨어진다. 둘째는 알츠하이머 치매 발병률을 높인다는 것이다. 우리 몸에 베타아밀로이드라는 단백질이 생겨나는데, 보통은 신속하게 제거되어 쌓이지 않는다. 이 단백질을 없애는 이유는 이 단백질이 쌓이면 뇌세포가 파괴되기 때문이다. 그런데 담배를 피우면 적혈구의 이 단백질 제거 능력이 현저히 떨어지고, 결국 베타아밀로이드 같은 유해물질이 쌓여 뇌세포 파괴로 이어진다. 또한 흡연은 혈관을 좁아지게 하고 좁아진 혈관으로 인해 영양공급이 줄어들어 지속적으로 뇌세포에 영향을 끼친다. 그런데 담배를 끊으면 24시간 내에 혈관이 정상으로 회복되어 뇌에 필요한 영양공급을 받을 수 있다는 실험 결과도 보고되어 있다.

다시 치매 예방에 좋은 음식들로 돌아가 보자. 다음은 한 치매 전문가인 정신과 의사가 추천한 식습관들이다.

치매 예방에 좋은 식습관

- 칼로리 섭취를 줄이고 치중을 감량하라.
- 저지방 위주의 식사를 하라.
- 비타민 C, 엽산 및 종합비타민제를 복용하라.
- 매일 과일, 채소, 차 등의 항산화 식품을 섭취하라
- 하루 6잔 이상 물을 충분히 마셔라.

- 등 푸른 생선, 견과류, 올리브유 등 좋은 지방이 많이 함유된 음식을 섭취하라.

치매 예방에 나쁜 식습관 버리기

- 스트레스에 의해 과식하는 습관을 버려라.
- 절대로 담배를 피우지 말라.
- 카페인 과다 섭취를 피하라.
- 가공식품 및 혈당 지표가 높은 탄수화물을 피하라.
- 치즈, 마가린, 버터, 마요네스, 옥수수기름 등 나쁜 지방의 과다섭취를 피하라.

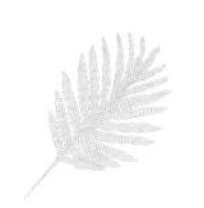

뇌 활성화를 위해서는 '이 영양제'가 필수

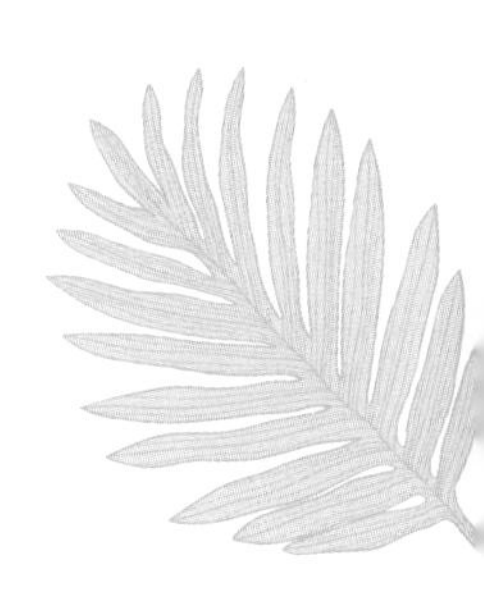

우리는 비타민 B 복합제가 심장병과 당뇨병 위험을 막아주고 빈혈을 예방한다는 것을 잘 알고 있다. 또한 지금까지 알려진 바에 의하면 음식물을 통해서 섭취하는 비타민 B 복합제 특히 B6, 엽산, 비타민 B12는 알츠하이머 치매 발병의 위험을 줄일 수 있으며, 또 다른 연구결과에 의하면 노인층에서 비타민 B군이 부족해지면 인지 기능도 그에 비례하여 떨어진다고 한다. 그러나 비타민 B군이 어떻게 우리의 뇌 신경세포를 보호해주는지에 대해서는 밝혀지지 않았다. 현재까지 알려진 사실은 비타민12 결핍이 치매를 유발하며, 비타민 B군의 혈중 농

도가 낮아지면 알츠하이머 치매의 위험성이 높다는 정도이다.

비타민 B군은 우리 신경계가 제대로 기능을 발휘하는 데에 없어서는 안 되는 중요한 물질이다. 다른 비타민과는 달리 부족한 비타민 B군은 보충만 꾸준히 해주면 인지 능력이 향상되는 장점도 있다. 우리가 섭취하는 비타민 B군은 수용성이기 때문에 몸 안에 저장되지 않는다. 그런데 다행인 것은 비타민 B군은 우리가 매일 먹는 거의 모든 음식에서 충분한 양을 섭취할 수 있다는 점이다. 그러나 나이를 먹어가면서 사람에 따라 이 필수불가결한 영양소를 섭취하는 데 문제가 발생할 수 있다. 이러한 경우 유일한 해결책은 비타민 B가 풍부하게 들어 있는 음식을 더 많이 섭취하는 길밖에 없다.

우리 모두는 노인이 되어 갈수록 소화 기능이 떨어지기 때문에 음식물부터 비타민 B군의 흡수가 충분치 못할 수 있다. 그러므로 나이가 많이 먹을수록 매일 음식을 섭취하는 데 더욱 신경을 써야 한다. 그러면 각각의 비타민 B가 우리 뇌에서 어떤 작용을 하는지 또한 어떤 음식에 주로 많이 들어 있는지 알아보도록 하겠다.

비타민 B1

비타민 B1은 치아민이라고도 부르는데, 뇌의 대사 과정에 직접 관계가 있으므로 정신적 에너지와 생체 반응 시간을 잘 유지하도록 도와준다. 비타민 B1이 많이 함유된 식품은 돼지고기, 버섯, 시금치, 검은 콩, 완두콩, 토마토, 가지 등이 있다.

비타민 B2

당 대사 작용에 관여하며 혈류를 증가시키고 콜레스테롤을 떨어뜨리는 역할을 한다. 비타민 B2가 풍부하게 들어 있는 음식은 정제되지 않은 곡물, 간, 소고기, 닭고기, 연어, 참치, 버섯, 콩 등이다.

비타민 B5

판토텐산이라고도 부르는데, 뇌에서는 학습과 기억에 관여하는 신경전달 물질인 아세탈콜린 합성에 중요한 역할을 한다. 비타민 B5가 많이 들어 있는 음식으로는 달걀흰자, 브로콜리, 조개, 생선, 버섯, 콩류 등이 있다.

비타민 B6

파리독신이라고도 한다. 뇌에서 나오는 세르토닌, 도파민, 에피네프린 같은 신경전달 물질 생산에 필요한 물질이다. 비타민 B6가 많이 함유된 식품으로는 쌀겨, 밀기울, 생마늘, 참깨, 바나나, 시금치 연어 등이 있다.

비타민 B9

엽산이라고 하는데, 충분히 섭취하면 알츠하이머 치매 위험성을 낮출 수 있다. 엽산의 주요 공급원으로는 아스파라거스, 브로콜리, 상추, 케일, 콩류, 옥수수, 바나나, 딸기 등이 있다.

열거한 음식들은 우리가 매일 먹는 음식에 대부분 들어 있다. 중요한 것은 이런 식품들을 규칙적으로 복용해야만 알츠하이머 치매뿐만 아니라 다른 퇴행성 질병을 예방할 수 있다는 점이다.

치매
예방에 좋은
7가지 음식

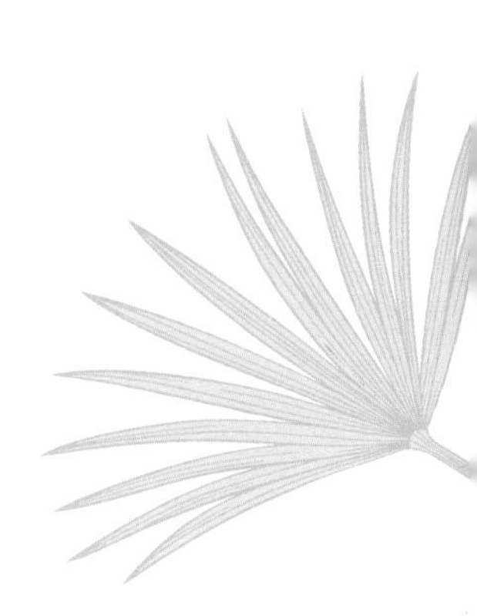

수많은 식품 중에서 뇌에서 중요한 역할을 하여 치매를 예방하는 음식들을 위주로 선정했으며, 이런 음식들이 인체 여러 부분에서 중요한 역할을 하여 신체를 건강하게 하지만, 주로 뇌에서의 역할만을 다루었다.

정제되지 않은 곡물

현미, 보리, 통밀은 신경세포 활성을 돕는 각종 비타민과 아미노산이 풍부하게 들어 있다. 또한 섬유질 함량이 매우 높이 씹기 운동을 강화함으로써 뇌 혈류를 증가시키며 신경세포를 활성화시켜 나쁜 자극에 의해 신경세포가 죽어가는 것을 막아준다.

붉은색 과일과 채소

산화성 스트레스를 줄여주므로 신경세포의 퇴행이 억제되어 기억력 감퇴를 완화시킨다. 주로 붉은 사과, 빨간 피망, 체리, 라즈베리, 딸기, 토마토, 수박 등이 이에 속한다.

오렌지색, 노란색 과일과 채소

신경세포를 보호하여 치매 발생을 억제한다. 또한 노화와 관련되어 있으며, 노인의 시력을 잃게 하는 주된 질환인 황반변성 위험을 낮추고 혈압 조절 등의 효과가 있다. 주로 노란 사과, 복숭아, 살구, 배, 망고, 감, 당근, 파인애플 등이 이에 속한다.

녹색 채소와 과일

항산화 효과가 큰 물질인 클로로필, 루테인, 엽산 등이 함유되어 있으며, LDL 콜레스테롤의 감소 및 혈압 조절 효과가 있다. 주로 연두색 사과, 키위, 상추, 아보카도, 완두콩, 브로콜리, 녹색 피망 등이 이에 속한다.

오메가3와 생선

오메가3 지방산은 DHA와 EPA로 이루어졌는데, DHA는 신경세포막의 중요한 구성성분으로써 신경세포의 기능 유지에 매우 중요한 역할을 한다. 그리고 EPA는 혈류개선에 탁월한 효과가 있으며 치매 예방에도 효과가 있다. 주로 잣, 아몬드, 호두 등에는 식물성 오메가3가 풍부하고, 등 푸른 생선에는 동물성 오메가3가 풍부하다.

카레

카레에는 루메틱이라는 성분이 있는데, 루메틱 성분 중에서 가장 강한 성분인 커큐민은 강력한 항산화 및 항염증 효과가 있어 신경세포를 보호해주며 치매 및 퇴행성 신경질환의 발생을 억제한다.

녹차

EGCG는 카테킨의 함량이 높은 것으로 유명하다. 이 성분은 항산화 효능이 강해 유해산소로부터 신경세포를 보호하며 신경세포가 빨리 탈락하는 것을 막아준다.

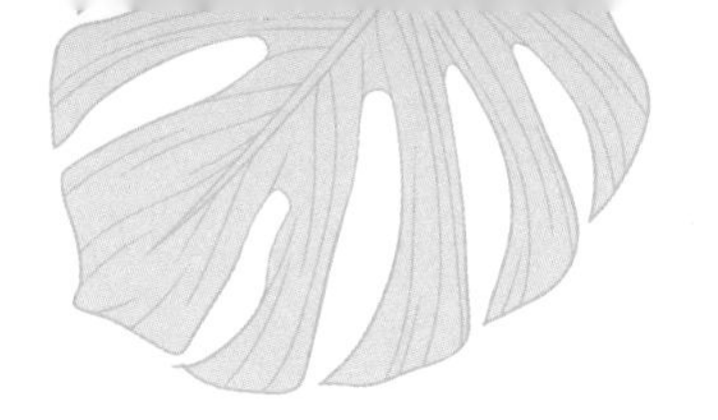

뇌를 튼튼하게 하는 계절별 메뉴

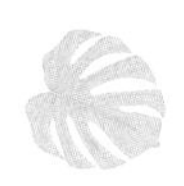

치매 없는 건강한 노후를 보내기 위해 계절에 따라 먹어야 할 메뉴들을 대표적으로 몇 가지 소개하고자 한다. 이 메뉴들은 주로 우리가 일상생활에서 자주 접하거나 쉽게 만들 수 있는 음식이다. 음식을 만드는 방법은 설명하지 않았으며, 식자재에 들어 있는 영양소와 치매 예방에 효과, 뇌를 건강하게 하는 요소들만 다루고자 한다.

뇌를 튼튼하게 하는 봄 메뉴

도다리 쑥국

도다리는 단백질이 약 20% 들어있는 반면, 지방은 약 0.7%로 적다. 비타민 B와 나이아신도 많이 포함되어 있어 빠른 두뇌 회전에 꼭 필요한 영양소들이 풍부하게 들어 있는 음식이다. 입맛도 돋우고, 머리를 맑게 하여 치매 예방에 좋다.

미나리 해물전

미나리는 비타민 A, 비타민 B, 비타민 C와 플라본, 칼륨, 칼슘, 철분 등이 많이 들어 있는 알카리성 식품이다. 빈혈을 예방할 수 있으며, 혈류를 개선하여 혈압강하 효과를 보인다. 미나리에다가 홍합살이나 새우살을 넣어 미나리 해물전을 만들어 먹으면 밥맛을 돋우는 데도 좋다.

두릅 파프리카 무쌈말이

두릅에는 단백질이 많고, 지방, 당질, 섬유질, 인, 칼슘과 비타민 C가 들어 있다. 이러한 성분들이 혈당을 내리고 혈중 LDL 콜레스테롤을 낮춰 동맥경화를 막아주므로 치매 발생을 예방할 수 있다. 두릅에다가 파프리카를 곁들여 두릅 무쌈말이를 만들어 먹을 수 있다.

냉이 참깨죽

냉이에는 비타민 B, C, 단백질, 철분 등이 충분하게 들어 있어 신진대사를 촉진시키고, 설포라판이라는 성분이 강력한 항염증 효과를 나타낸다. 냉이에다가 참깨를 갈아 넣어 죽을 만들면 냉이 참깨죽이 되는데, 치매 현상이 조금 나타난 노인들이 이것을 먹으면 신경성 퇴행을 막을 수 있다.

달래 봄동 무침

달래에는 비타민 A, 비타민 B1, 비타민 C, 칼슘 등이 풍부하게 들어 있어서 알리신 함량이 풍부하여 강력한 항산화 기능이 있으므로 산화성 스트레스에 의한 신경세포가 죽어가는 것을 막아서 치매와 같은 치매와 같은 퇴행성 신경질환의 발생 위험을 낮춘다.

소고기 아스파라거스

아스파라거스에는 식이섬유가 풍부하며 해독 효능이 있으며 엽산, 비타민 A, 비타민 C 등이 많아 항산화, 항염 효과가 있다. 소고기를 아스파라거스와 함께 구워서 먹으면 좋다.

완두콩 수프

완두콩은 항산화와 항염증 작용을 하여 노화의 치매 발생을 억제한다. 엽산도 풍부히 들어있는데, 이것은 알츠하이머 치매 및 우울증 예방에 효과가 있는 성분이다. 완두콩에 양파를 넣어 볶아서 만든다.

이밖에도 쭈꾸미샐러드, 고들빼기김치 등이 치매를 예방하고 뇌를 튼튼하게 해준다.

뇌를 튼튼하게 하는 여름 메뉴

도라지 오이생채

도라지에는 플라티코사이드라는 사포닌 성분이 높아 항염증 효과와 면역력 증강 효과가 있으며 기억력을 향상시키는 효능이 있다. 도라지오이생채는 도라지에 오이를 적당한 크기로 썰어 만든다.

부추잡채

부추에는 비타민 A와 비타민 C, 칼슘, 철, 카로틴 성분이 풍부하게 함유되어 있다. 강력한 항산화 효과와 혈당 감화 효과를 나타내어 치매 예방은 물론 노화 방지에도 좋다. 부추에 돼지고기, 달걀 등을 섞어서 만든다.

깻잎말이 김치

깻잎은 빈혈을 예방하는 성분 외에도 칼륨, 철분, 망간 같은 미네랄을 함유하고 있어 신경세포 기능 유지에 유익하다. 깻잎에 무, 실파, 마늘 등을 곱게 썰어서 만든다.

피망 완자전

피망에는 비타민 A, 비타민 C, 카로테노이드, 비타민 E의 함유량이 높으며, 이러한 성분들은 항생제 작용과 항염증 및 항산화 효과가 있어 뇌혈관 질환을 예방해 준다. 피망 완자전은 돼지고기와 소고기로 소를 만들고 피망에 채워 만든다.

복분자 소스 수박화채

복분자에는 폴리페놀의 일종인 갈락산과 퀴시틴이 강력한 항산화 및 항염증 효과를 가지고 있어 신경세포를 보호한다. 수박을 반으로 잘라서 복분자 액과 2:1의 비율로 만든다.

이밖에도 여름에 식재료로 쓰기 좋은 채소에는 팽이버섯, 가지, 토마토 등이 있다.

뇌를 튼튼하게 하는 가을 메뉴

고구마 영양밥

고구마는 비타민 A, 비타민 C, 비타민 B5, 비타민 B6, 칼륨, 망간, 식이섬유가 풍부한 뿌리채소이다. 당뇨 예방과 고혈압을 예방해 주며 노화를 억제한다. 고구마 영양밥은 현미와 찹쌀을 섞어 고구마, 대추 등과 함께 만든다.

토란 들깨탕

토란은 저칼로리 식품으로 양질의 식이섬유가 풍부하며, 비타민 B1, 엽산 등이 들어 있고, 아연, 마그네슘, 구리, 철과 같은 미네랄도 함유하고 있다. 이 성분들이 신경세포 활성화를 돕고 노화를 억제한다. 토란 들깨탕은 들깨 외에 다시마와 멸치, 표고버섯을 재료로 만든다.

송이버섯국

송이버섯에는 철분, 비타민 C, 단백질, 식이섬유가 풍부하며, 버섯 중에서도 항암 효과가 가장 좋은 것으로 알려져 있다. 유해산소를 제거해 노화를 막아주고 신경세포의 활성을 돕는다. 송이버섯국은 송이 외에 애호박을 넣어 만든다.

단감김치

감은 식이섬유, 비타민 A, 비타민 C, 철분, 칼슘 등이 풍부하게 들어있는 과일이다. 비타민 C, 베타코린은 강력한 항산화 효과로 노화를 억제하고 신경세포를 보호한다. 단감 외에 찹쌀가루와 마늘 등의 김치 양념이 들어간다.

고등어찜

고등어와 꽁치에는 비타민 A, 비타민 C, 비타민 E 등 각종 비타민이 함유되어 있고, 그밖에 콜린과 오메가3, 지방산의 함유도 매우 높다. 이들은 혈류를 개선하고 혈압을 조정하여 심질환 질환을 예방한다. 고등어찜은 무와 양파를 함께 넣어서 만든다.

생강계피 배숙

생강에는 쇼가올이라는 성분이 들어있는데, 이것이 강력한 항산화 효과와 신경세포 보호 작용을 한다. 생강계피 배숙은 생강과 계피를 배에 넣어 만든다.

연어 스테이크

연어에 붉은색은 아스타잔틴이라는 카르티노이드 색소인데, 이 성분은 유해 활성산 제거, 미토콘드리아 보호 효과가 강하다. 치매를 포함한 노화에 따르는 기능 저하를 회복시켜주어 생명을 연장시켜 주는 효능도 있다. 당근과 애호박, 브로콜리를 곁들이면 좋은 영양식이 된다.

뇌를 튼튼하게 하는 겨울 메뉴

연근땅콩조림

연근은 식이섬유, 비타민 C 함량이 높고 칼륨, 철분과 같은 무기질이 많아 고혈압을 예방해준다. 인지질인 레시틴은 콜레스테롤 제거 효과가 탁월하며, 기억과 학습에 관여하는 신경전달물질인 아세탈콜린을 만들어 기억력 강화와 치매 예방에 좋다. 연근과 땅콩, 호두, 잣 등 견과류를 풍부하게 넣으면 더 맛있다.

굴전

굴은 저칼로리 재료이다. 양질의 단백질이 들어있으며 오메가3 지방산, 비타민 A, 비타민 B1, 비타민 B2 등이 들어 있고, 칼슘함량이 높다.

우엉김치

우엉에는 비타민 B6가 많이 포함되어 있는데, 이 물질은 신경세포의 정상기능을 유지하고 체내 호르몬을 만들어 내는 데 중요한 역할을 한다. 다른 김치를 만드는 것과 같은 자료가 들어가지만, 우엉으로 만든다는 점이 독특하다.

매생이굴죽

매생이에는 아스파라긴산이 콩나물의 3배 이상 들어있고, 칼슘, 철분 요오드 등 무기염류와 비타민 A, 비타민 C, 엽록소, 식이섬유가 풍부하게 들어 있는 저칼로리 재료이다. 기본적으로 끓이는 쌀죽에 매생이와 굴이 추가된다.

홍합미역국

홍합에는 나아신, 단백질, 비타민 A, 비타민 B, 비타민 C 비타민 E, 아연, 인, 칼륨 등이 풍부하게 들어있다. 활성산소 발행을 억제하며 노화를 방지하고 면역력을 증가시키면서 인지 기능 저하를 막는다.

생대구찜

대구에는 셀레늄, 단백질, 비타민 B12, 칼륨, 오메가3 지방산이 풍부하게 들어있다. 이런 성분이 심혈관질환 예방에 효과가 있다. 또한 오메가3 지방산은 노인성 기억 장애, 알츠하이머 치매 예방에 효과가 있다. 생대구에 콩나물, 파 등을 넣어 맛을 낸다.

황태해장국

황태에는 비타민 A, 나아신, 칼슘, 레타놀이 풍부하게 들어있다. 나아신은 알츠하이머 치매를 예방해 주는 효과가 있다. 다시마와 멸치로 육수를 내고 황태포를 넣어 시원하게 끓이는 국이다.

현미 약밥

현미 쌀은 항산화 작용과 면역 기능 강화 효과가 있는 셀레늄, 인슐린 대사에 관여해 당뇨병 위험을 줄여주는 마그네슘, LDL 콜레스테롤을 떨어드리는 감마오리자놀 등 뇌 건강을 지켜주는 데 효과가 있는 곡물이다. 현미 찹쌀과 대추를 넣고 만든다.

호밀빵 호박수프

호밀에는 식이섬유 함량이 높고 인, 마그네슘 셀레늄, 비타민 복합체가 풍부하게 들어있다. 비만을 억제하고 심혈관질환 위험성을 낮춰준다. 단호박과 양파를 믹서에 넣고 곱게 갈아 냄비에 넣어 다시 끓여서 만든다.

청국장 쌈

청국장은 단백질, 지방, 탄수화물이 균형 있게 들어있는 건강식품이다. 그리고 비타민 B2와 비타민 E는 당뇨병 위험을 낮추고 노화를 억제한다. 대파와 마늘을 잘게 다져 준비하고 생청국장, 된장, 고추장, 매실청을 넣어 섞는다.

두부야채 샐러드

두부는 단백질, 철분, 칼슘, 오메가3, 이소플라본이 많이 들어있는 건강식품이다. LDL 콜레스테롤 수치를 낮추고 노화 억제에 효과가 있다. 체중과 혈당조절에도 유효하다. 양상추와 시금치, 방울토마토 등을 기호에 맞게 넣어서 만든다.

콩나물 육회 비빔밥

콩나물에는 불포화지방산, 단백질, 미네랄, 비타민 B군, 비타민 C, 아스파라긴산이 함유되어 있으며, LDL 콜레스테롤을 감소시켜 심장병과 뇌출혈 위험을 줄여준다. 현미와 쌀, 콩나물, 소고기, 시금치 등이 함께 들어간다.

메밀국수

메밀의 주요 유효 성분인 루틴은 항산화, 항암, 항염증에 효과가 있으며, 인슐린 분비를 촉진시켜 혈당 강하에도 효력이 있다. 일산화 경로에 작용하여 혈압을 낮춰주는 효과가 있다. 표고버섯, 멸치, 마늘, 파 뿌리, 다시마를 넣어 만든다.

05 part

치매 환자를 잘 돌보는 10가지 원칙

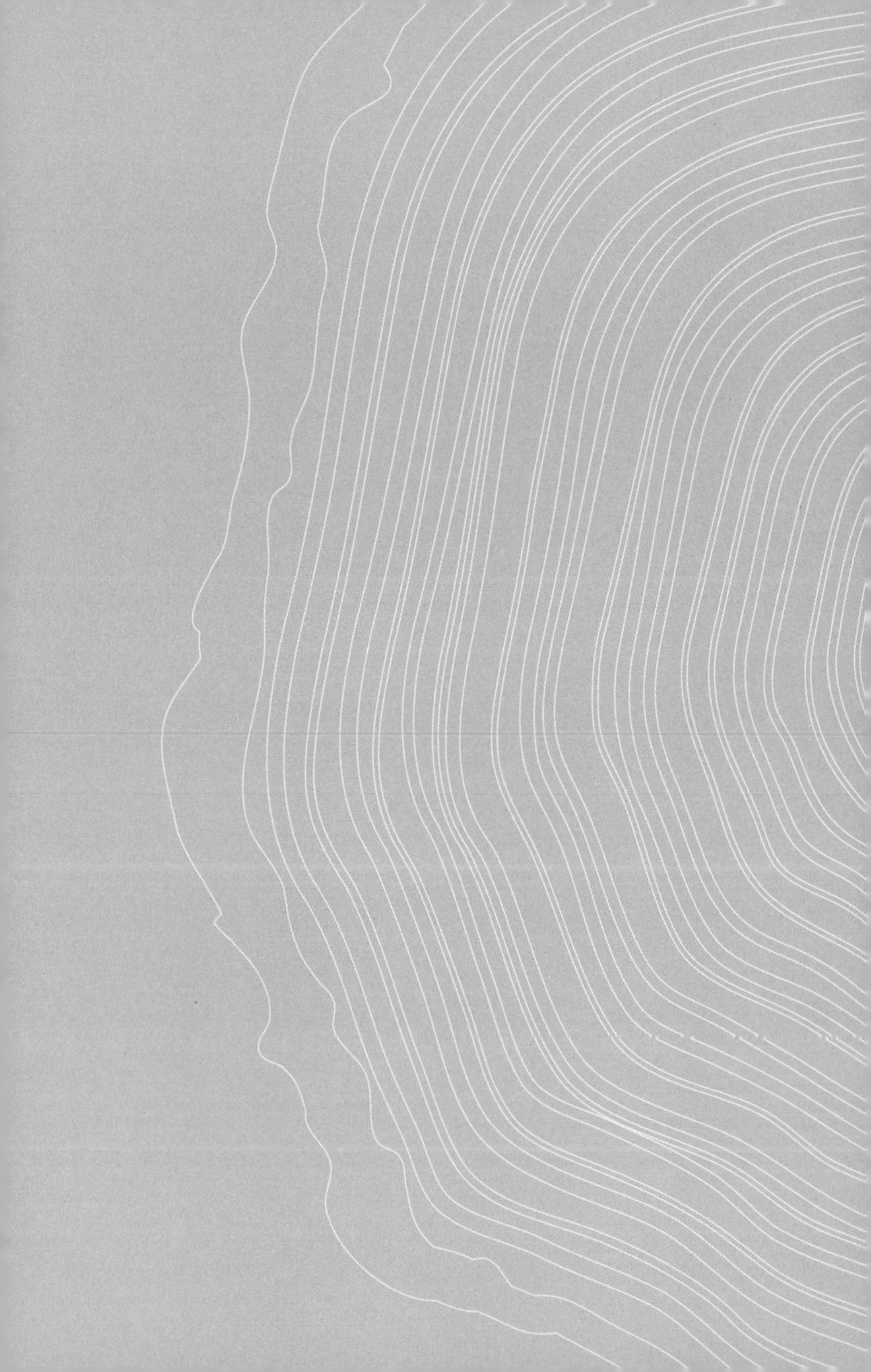

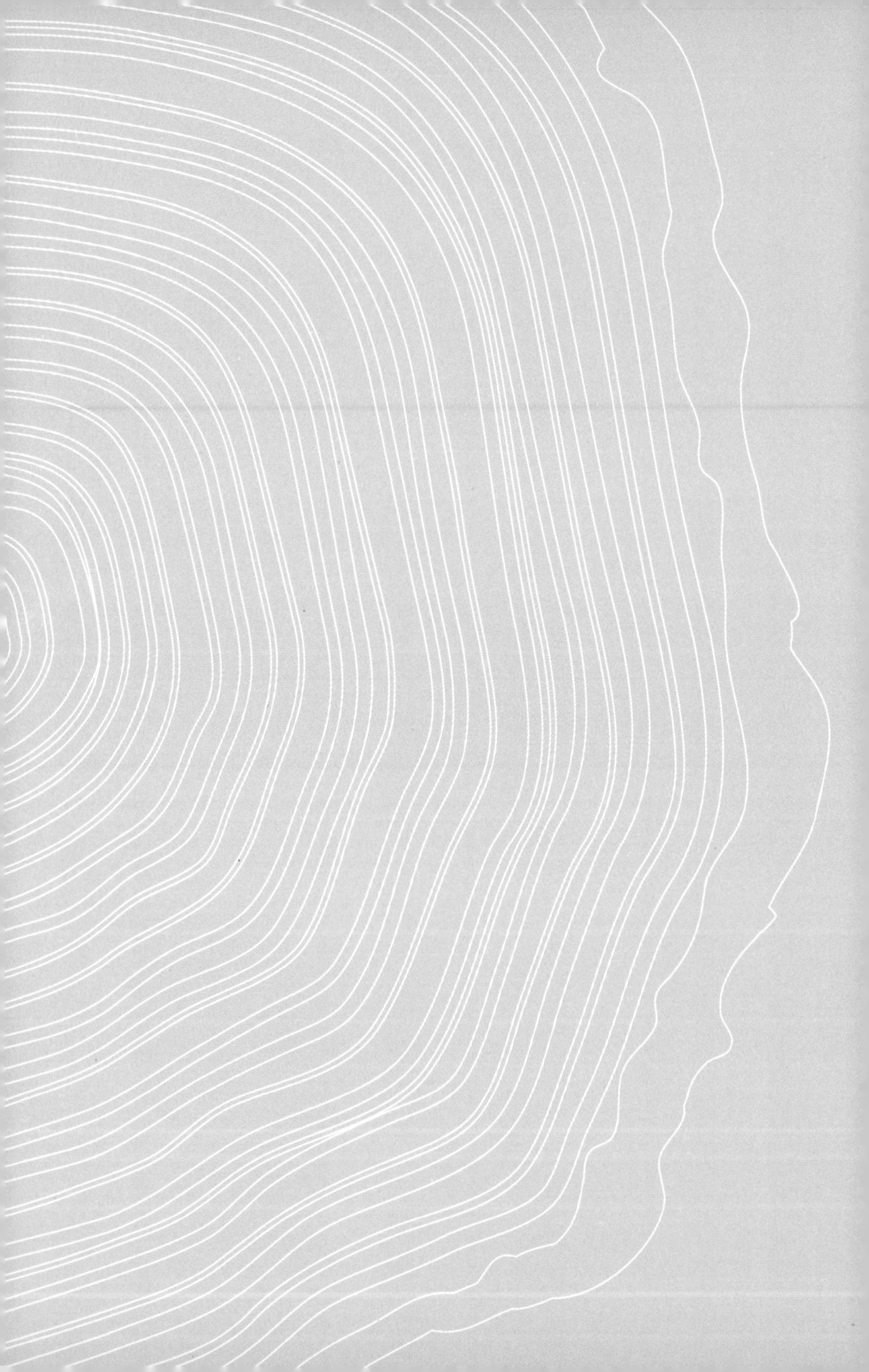

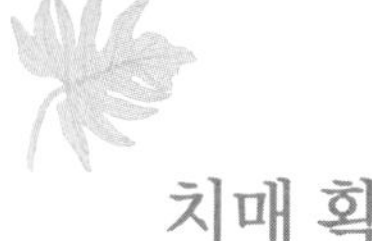

치매 확진 이후 보호자가 해야 할 일

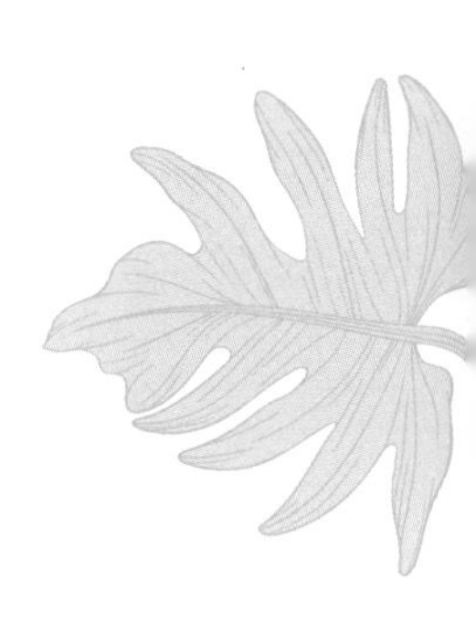

치매 진단 후 보호자들이 가장 먼저 느끼는 감정은 '당황스러움'이다. 그도 그럴 것이 사실 치매 가족들이 제일 두려워하는 반응이 '환자의 절제되지 않는 충동적인 행동이나 공격적인 행동'이기 때문이다. 그러나 크게 걱정할 필요는 없다. 이러한 행동도 거의 100% 조절이 가능하다. 그러므로 가족이 치매 증상을 보이면 지체하지 말고 전문 치료기관의 도움을 받아야 한다. 내 가족에게 치매 증상이 나타났을 때 보호자로서 당신이 해야 할 행동에 대해 다루어 본다.

첫째, 누구나 나이가 들면 겪게 되는 자연스러운 현상이라는 마음을 가진다. 그런 마음으로 동네 가까운 곳에 있는 보건소나 개인병원이나 정신건강의학과나 노인치료전문센터를 찾아가서 정확한 진단을 받는다.

둘째, 주의할 점은 인터넷에 떠도는 정보, 소문 등 대부분이 환자들을 위험에 빠뜨릴 수 있다는 것이다. 대부분의 정보가 전문성이 없고, 때에 따라서는 지푸라기라도 잡고 싶은 심정인 환자의 보호자 마음을 이용해 효과가 없는 이상한 식품을 팔거나 환자의 상황을 더욱 악화시키는 치료법일 수 있기 때문이다. 따라서 떠도는 정보는 참고용으로만 활용하는 것이 좋다.

셋째, 병원 방문 전에 환자의 상태를 잘 관찰하여 미리 기록해두는 것이 좋다. 병원에 가면 환자의 가족인 당신이 제공하는 정보가 진단 기준의 80%를 차지하게 된다. 그러므로 환자 가족인 당신이 상세하게 환자 상태를 설명할 수 있어야 한다. 그리고 환자의 인지 능력이 갑자기 떨어졌는지, 아니면 서서히 떨어졌는지 등을 기록하여 정보를 제공한다면 병원에서 장애 원인 및 진단, 장애 정도를 파악하는 데 많은 도움을 줄 수 있다.

급해서 환자의 면밀한 상태를 기록하지 못하고 준비도 하지 못했다면 의사의 진단 결과에 따라 의사에 지시에 따르는 것이 좋다. 며칠 경과를 보고 결정하겠다고 하면 그때부터 당신은 그 가족의 행동 하나하나를 유심히 살펴서 메모를 해두었다가 다시 병원에 갔을 때 그 정보를 의사에게 알려서 올바른 진단을 할 수 있도록 도와야 할 것이다.

누구든 내 가족이 치매라는 진단을 받게 되면 슬픔과 괴로움, 하늘이 무너지는 심정이 되어 제대로 대처하기가 쉽지 않을 것이다. 그러나 이런 때일수록 보호자라도 이성적으로 판단하고 행동하는 것이 중요하다. 가족의 치매 현상을 발견하면 다음과 같은 방법으로 대처하는 것이 좋다.

첫째, 믿을 만한 병원을 찾아가서 상의하라. 치매라는 질환은 평균 9년이라는 오랜 시간 동안 진행되는 병이기 때문에 치매 경과에 대한 예비지식을 미리 상담하여 치매에 대해서 아는 것이 좋다. 또 치매는 원인에 따라 가능한 치료가 다를 수 있기 때문에 설사 치료는 어렵더라도 더 이상 악화되는 것을 멈추게 하거나 지연시키는 방법도 있으므로 꾸준히 상담하는 것이 좋다. 그리고 치매가 앞으로 어떤 방향으로 진행될지 등에 대해서 전반적인 교육을 받는 것도 추천한다.

둘째, 확정 판정을 받은 후부터는 환자가 기존의 방식대로 행동하기를 바라서는 안 된다. 치매에 걸린 가족이 평생 참고 스스로를 억제하고 살아왔으므로 치매로 인해 그동안 참아왔던 분노가 표출되어 과격하지 않을까 걱정하지만, 실제로는 그렇지 않다. 평소에 조용했던 사람은 치매에 걸려도 한순간 과격해지지 않는다. 반대로 평소에 괄괄하고 공격적이고 목소리가 컸던 사람은 과격성을 보일 가능성이 있지만, 오늘날 의학의 발달로 이런 행동은 약물치료가 가능하므로 크게 걱정하지 않아도 된다.

셋째, 환자의 인지 기능이 조금이라도 남아 있을 때 가족과 많은 시간을 함께해야 한다. 또 재산이 있는 경우에는 유산문제 등 중요한 문제는 인지 능력이 조금이라도 남아 있을 때 정리하는 것이 좋다. 환자가 미래를 불안해하지 않도록 옆에서 차근히 삶을 정리할 수 있도록 도와야 한다. 일기 쓰기, 자서전 쓰기 등등 가족 자신의 과거 기억을 되살려 노트에 정리하는 것이 좋다. 이런 행동 자체가 환자의 치매 치료에 도움이 되고 정서적으로도 긍정적인 효과가 있다.

참고로 병원 방문 전 환자의 인지 증상 척도로 주요한 몇 가지를 꼽는다면 다음과 같다.

- 기억 장애가 1~2주일 사이에 급격히 발생할 경우 : 중풍이나 내과적 질환 악화로 인한 인지 능력 저하 가능성이 크다.
- 어제 저녁에 뭘 먹었는지 모를 경우 : 단기기억 장애의 전형적인 특징으로 알츠하이머성 치매의 가능성이 크다.
- 익숙한 길을 헤매는 경우 : 시공간 능력의 방해로 뇌에 해마와 시상 기능이 감소될 때 나타나는 증상이다.
- 성격이 바뀌거나 주변 사람을 의심하거나 난폭해질 경우 : 전두엽의 충동조절 기능이 약화된 증상이다.
- 대소변을 실수할 경우 : 뇌 기능의 변화가 생겨 대소변 관리에 문제가 생긴 것이다.

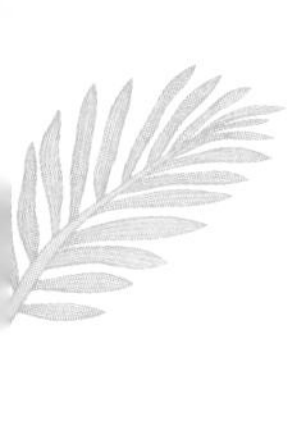

인정하고 받아들이고 내려놓기

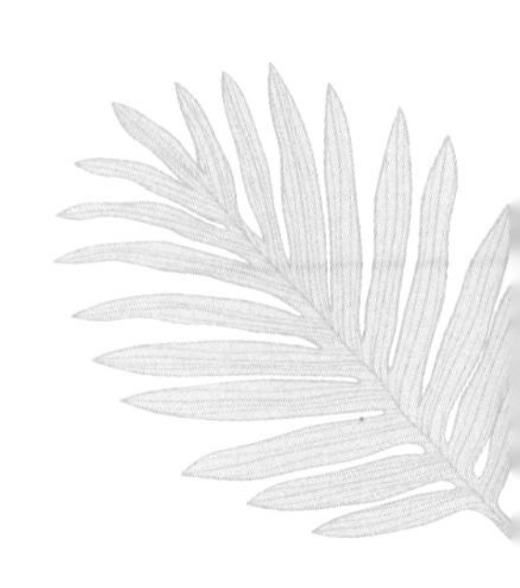

당신 가족 중에 누군가 치매에 걸렸다면, 다시 말해서 당신이 치매 환자의 가족이라면 어떻게 하는 것이 가족을 돌보는 올바른 자세인지 인식하는 것이 매우 중요하다. 그런데 막상 치매로 진단받으면 환자의 마음도, 그 가족인 당신의 마음도 좌절, 절망, 걱정, 불안, 분노와 같은 부정적인 마음이 먼저 들 것이다.

"왜 우리 가족에게 이런 불행이 찾아왔을까? 이제 어떻게 해야 하나…."

그러나 일단 마음으로 현실을 받아들이는 것이 첫 번째 마음가짐이다. 그리고 앞으로 어떻게 할 것인가를 차분하게 생각해 본다. 치매 전문가들과 치매에 걸린 가족을 돌본 경험이 있는 사람들은 이구동성으로 하는 말이 있다.

"치매를 모르면 모실 수 없으므로 우선 치매가 무엇인지 가족이 먼저 알아야 한다."

치매에 대해서 아무것도 모르면서 그저 도덕적 의무감에 치매를 돌보다가는 가족 전체가 오히려 안 좋은 방향으로 갈 수가 있다. 치매에 걸린 환자는 당신이 어렸을 때부터 보아온, 당신 가족이라는 사실이 도저히 믿어지지 않고, 용납되지 않을 수 있다. 그래서 치매 환자에게 소리를 지르거나 화를 내게 된다. 이런 현상은 어느 한 가정에 국한된 일은 아니다.

당신의 가족 중에 누군가 치매에 걸렸다고 의사가 확정 판단하면 먼저 현실을 받아들여야 한다. 받아들일 때 이해하게 되고 그 환자인 가족에게 용기를 줄 수 있다. 그리고 당신은 환자에게 "내가 의사만큼은 알지 못해도 치매에 대해서 좀 아는데, 생각하는 만큼 그렇게 무서운 병은 아니야. 조금만 노력하면 우리 지금처럼 살 수 있어"라고 말할 수 있어야 한다.

치매 치료는 결국 치매라는 병을 받아들이는 것에서 출발한다. 치매처럼 완치가 힘든 병을 관리하려면 당신에게 끈기와 꾸준함이 필요하다. 그런데 많은 환자들이 치매 진단을 받고 약을 처방받아도 조금만 상태가 좋아진 것 같으면 약을 먹지 않으려고 한다. 그러다가 좀 심해지면 치매 환자가 받는 정신적인 고통은 이전보다 훨씬 커진다. 그리하여 옆에 있는 가족들을 더욱 힘들게 한다.

치매 환자 가족인 당신이 치매라는 병을 먼저 인정하고 받아들이는 과정은 반드시 필요하다. 치매 환자에게 가장 필요한 것은 당신의 이해이기 때문이다. 치매를 부정하거나 회피하려는 마음가짐으로는 당신 가족의 치매 증세를 이해할 수 없다.

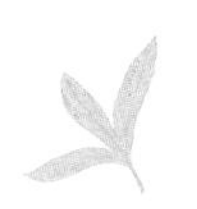

지금까지와는 다르게 생각하라

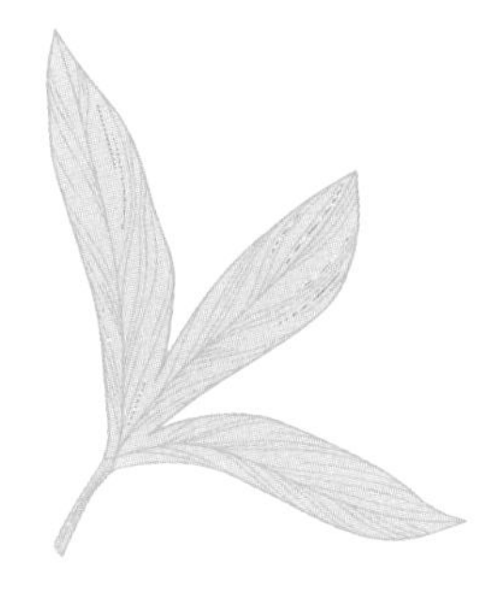

치매는 다른 병과 달리 발병 뒤 치료까지 평균적으로 긴 시간이 필요하다. 그래서 보호자도 환자도 쉽게 지쳐버릴 수 있다. 그러니 조금이라도 힘을 내기 위해서는 다음과 같은 생각을 평소에 자주 하는 것이 좋다.

첫째, 감사하다는 생각이다. 비록 치매에 걸렸지만, 삶의 마무리 단계에 접어든 순간까지 가족들과 상당한 시간 여유를 갖고 함께할 수 있다고 생각하면 행운이라고 볼 수도 있다. 어떤 사람은 불의의 사고를 당해 순식간에 유명을 달리하거나 가족과 작별 인사를 나눌 여유도 없이 사별하는 경우도 많다.

또는 말기 암처럼 신체적인 고통을 견디기 어려워 더욱이 몇 개월밖에 남지 않았다는 제한성 때문에 슬픔을 주체하기 어려운 상황도 많다.

이에 비해 치매는 천천히 이별을 준비할 시간적인 여유가 있다. 그리고 이별의 시점을 어느 정도 예상할 수 있어 이별에 대한 마음의 준비와 그에 대한 여러 가지 준비를 할 수 있다는 점에서 어차피 겪어야 할 이별이 덜 힘들 수도 있다. 남은 시간 동안 가족들과의 추억거리를 많이 만드는 것이 치매 환자에 대한 배려일 수 있다.

둘째, 가족의 치매 사실을 숨기려고 애쓰지 말라. 어떤 가족들은 부모나 가족이 치매라는 사실을 숨기려고 애쓴다. 이것은 환자는 물론 당신에게도 좋지 않은 결과를 가져온다. 평균수명이 80대 중반에 접어든 우리나라에서 이제는 치매가 창피하거나 수치스럽고 남들이 이해하지 못할 정도의 병은 아니다. 또한 감추려고 애쓰다 보면 당신이나 당신 가족들 중 어느 누가 혼자서 감당해야 하는데, 그렇게 되면 정신적, 육체적으로 정말 힘들어진다. 그런 마음으로 환자를 대하다 보면 가족들 역시 금방 지쳐 포기하게 된다. 더 심해지면 환자를 돌보는 가족까지 우울증에 걸리거나 극단적인 선택까지 이르게 될 수 있다. 치매 환자를 돌보는 가족의 육체적, 정신적 고통이 얼마나 심하면 치매 척도와 그 환자를 돌보는 가족의 스트레스 정도를 알아보는 '부담척도'라는 것이 있겠는가. 만약 당신이 남들에게 말하지 못할 어떤 사정이 있어서 남들에게 알릴 수 없고 혼자 감당해야 한다면, 당신은 우울증이나 스트레스를 주기적으로 체크해 봐야 할 것이다. 가급적 혼자 감당하려 하지 말고 주위 사람들과 정보도 교환하면서 함께 나누어야 한다.

치매 환자는 적절히 치료해주면 행동조절이 잘 되어 편안하게 자고 일상생활도 할 수 있다. 또 환자의 치매가 진행되면서 어린아이처럼 퇴화되는 과정을 겪으며 오히려 환자에 대한 가족의 사랑이 더욱 깊어질 수도 있다.

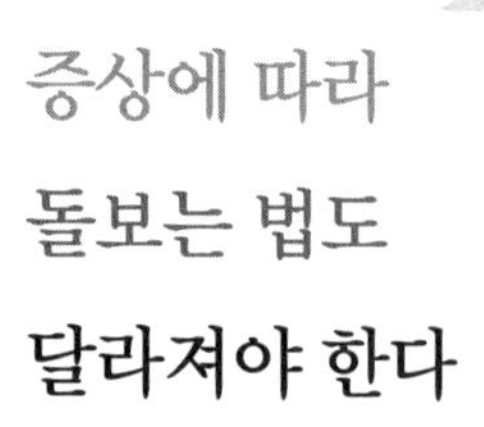

증상에 따라 돌보는 법도 달라져야 한다

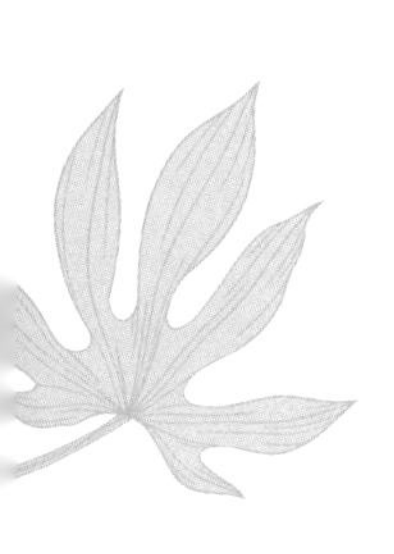

치매 환자는 증상이나 시기별로 대하는 방법과 간병법을 달리해야 한다. 보호자로서 치매 환자를 돌볼 때 공통적으로 알아야 할 사항은 다음과 같다.

첫째, 환자를 자극하지 말아야 한다. 치매 환자가 보이는 증상인 의심, 망상, 수면장애, 환청, 환각, 우울증 등 기본 장애를 말로 들으면 무시무시할 것 같지만, 이런 증상은 병원에서 치료받으면 대부분 약물로 조절되기 때문에 아주 편하게 지낼 수 있다. 그런데 간병하는 방법을 잘 모르면서 '어쩔 수 없이 고통을 견뎌야 한다'는 선입견에 사로잡히면, 누구보다도 보호자인 당신이 감당하기 더 힘들어진다. 다시 강조하지만, 절대로 당신 혼자서 감당해서는 안 된다. 현재는 치매 노인을 요양원에 보낸다고 해서 손가락질을 받는 시대도 아니므로 혼자서 감당할 필요가 없다.

당신이 환자를 집에서 돌볼 때 행동조절이 되지 않으면 환자를 자극하기 쉽다. 그럴 때일수록 환자를 자극해서는 안 된다. 자극하지 말고 오히려 공감을 해주는 것이 좋다. "얼마나 힘드십니까? 얼마나 불안하십니까?" 등등의 말로 당신이 이해하려고 노력하고 있다는 것을 환자에게 알리며 그의 마음을 위로하고 달래야 한다.

둘째, 가능하다면 예의 바른 태도를 취해야 한다. 특히 환자에게 반말을 하거나 큰 소리로 윽박지르는 행동을 해서는 안 된다. 치매 환자가 비이성적인 행동을 하는 경우가 있는데, 화가 난다고 당신이 자신도 모르게 큰 소리를 내면 상황을 악화시키게 된다. 사람의 감정은 전염성이 매우 강해 당신이 화를 내면 상대도 화를 내며 맞선다. 즉 치매 환자가 자신이 존중받지 못하고 무시당한다는 느낌 때문에 당신을 신뢰하지 못하게 되어 경계심만 자극하게 될 수 있다. 특히 정신과 관련이 있는 환자들은 신뢰가 무엇보다도 중요하다.

치매 환자의 특성 중 하나는 자신이 믿는 사람의 말은 고분고분 잘 듣는다는 점이다. 그러므로 치매 환자를 대할 때 최대한 존중한다는 표시로 미소를 보이며 목소리를 낮추고 대해야 한다. 지시나 요구사항을 말할 때도 긴 문장보다는 짧은 문장으로 하여 환자가 쉽게 이해할 수 있도록 천천히 말하고, 환자의 인지 능력이 떨어진 것을 배려하여 응답할 때까지 기다릴 필요가 있다.

마지막으로 주의할 점은 치매 환자를 돌볼 때 음식물을 어떻게 다루면 좋은지에 대한 것이다. 치매 말기 환자들의 사망 요인 중 가장 많은 것이 음식물의 기도유입으로 인한 흡인성 폐렴이다. 보통 건강한 사람은 이물질이 기도로 들어가면 반사적으로 기침이 나오는데 치매 환자들은 이 기침 작용이 원활히 되지 않을 수 있다. 특히 노인은 폐렴이 되어도 열이나 염증 소견을 나타내지 않는 경우가 많아 폐렴이 상당히 진행된 후에 발견되기도 한다. 따라서 이 점에 특별히 주의를 기울여 환자의 상태를 자주 확인해야 할 것이다.

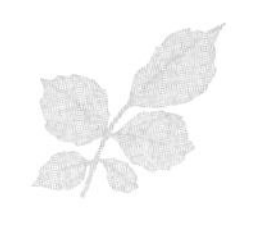

도움을 받을 수 있는 곳을 찾아라

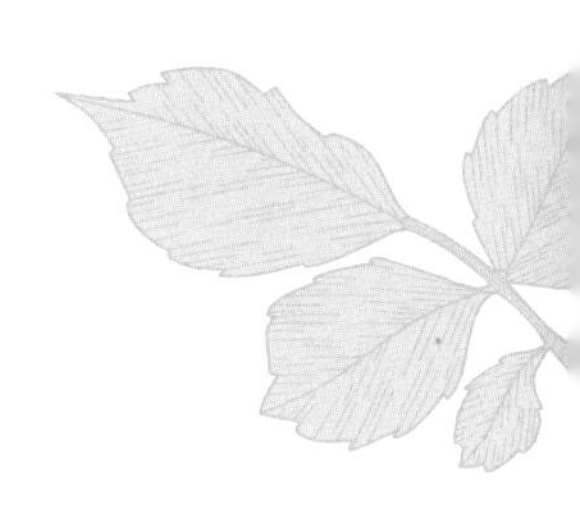

노인 인구가 많아지면서 노인복지 및 치매에 대한 인식이 높아지고 있기 때문에 지방자치단체에서 운영하는 노인병원, 요양병원, 요양원뿐만 아니라 사설 노인복지 시설도 많이 늘어나고 있다.

우선 치매에 걸린 당신 가족인 환자가 예전과 같지 않고 1~2년에 비해 많은 변화가 느껴진다면 가까운 정신병원이나 종합병원의 정신의학과를 방문해 기억력 검사 및 뇌 기능에 영향을 줄 수 있는 내외과적 질환에 대한 진난을 받아야 한다. 단순한 치매 검사는 각 군 또는 도시에 설치되어 있는 치매센터에서도 검사가 가능하다. 진단 결과, 필요하다면 뇌 자기공명촬영(MRI)을 실시하는 것도 좋다. 그 후 인지저하 및 원인적 접근 및 의학적인 조절을 시행하고, 동시에 치매 행동 조절을 위해 약물치료를 시작할 수 있을 것이다.

현재 지방자치단체에 따라 보건소에서 치매환자의 선별 및 방문간호 서비스를 제공하는 곳도 있다. 서울을 비롯하여 인천, 대구광역시와 경기도, 충북, 전북 등지에서 전국적으로 시립 및 도립 광역치매센터를 운영하고 있다. 이 센터에서는 치매 환자를 조기에 등록해 연구하고, 치매에 대한 홍보 및 치매 치료비 지원 사업 등을 시행하고 있다. 또한 직장인 보호자들을 위해 치매 사립주간 보호센터에서는 보호자가 출근하면서 환자를 맡기고 퇴근 후 다시 가정에서 돌볼 수 있는 시스템도 마련해 두었다. 그리고 재가(在家) 요양이라고 해서 요양보호사가 직접 가정을 방문하여 환자를 보살피는 제도도 있다. 현재 많은 치매 가족들이 이 제도를 활용하고 있다.

치매환자가 만성 치매뿐만 아니라 다른 질병의 합병으로 내외과적인 치료가 병행되어야 할 경우에는 요양원에 모실 수도 있다. 요양병원은 현재 활성화되어 지방자치단체에서 운영하는 공영 요양병원 외에도 사기업에서 운영하는 요양병원도 많이 생겼다. 노인 및 치매 환자 가족을 둔 보호자들이 다양한 정보와 도움을 받을 수 있는 기관 및 단체를 소개한다.

- 치매정보365 www.edementia.or.kr
- 한국노인복지중앙회 www.elder.or.kr
- 한국치매가족협회 www.alzza.or.kr
- 한국치매협회 www.silverweb.or.kr
- 중앙치매센터 www.nid.or.kr

환자의
상황에 따른
케어가 필요하다

치매 환자를 돌보는 보호자들의 다른 어려움은 환자의 식사, 배변, 목욕, 옷 입히기 등이다. 이번 글에서는 이와 관련하여 상황에 따라 어떻게 대응하면 될지 살펴보도록 하겠다.

첫째, 식사를 조르거나 거부할 때 환자가 다른 가족들과 함께 식사할 수 있도록 자리를 마련하고, 스스로 식사를 하도록 도와야 한다. 메뉴와 식사 시간은 환자의 평소 식사 습관에 맞추고, 치매에 걸렸다고 해서 큰 변화를 주는 것은 좋은 방법이 아니다. 식사 메뉴는 씹기가 곤란한 것은 피하고, 먹기 편하고 소화가 잘 되는 것으로 택하는 것이 좋다. 환자가 가족들과 함께 식사를 할 때 어려움을 겪는 것은 2가지로, 계속 밥을 달라고 조르거나 식사를 거부하는 것이다. 식사할 때 밥을 너무 많이 먹으려고 하거나 식사를 한 후에도 "왜 밥을 안 주냐!"고 화를 내고 소리를 질러도 무시하거나 야단쳐서는 안 된다. 차분하게 환자를 타이르고, 그래도 계속 조르고 소리를 지르면 지나치지 않을 정도로 다시 식사를 주는 것이 좋다. 과식할 것이 염려되어 더 이상 줄 수 없을 때는 뻥튀기처럼 부피는 크지만 열량이 낮은 다른 간식을 주는 것도 또 하나의 방법이다. 또 환자가 수시로 밥을 달라고 떼를 쓸 때는 전체 식사량이 많지 않도록 조절해 조금씩 여러 번 나누어 주는 것이 좋다.

반면에 환자가 무작정 밥을 먹지 않겠다고 할 경우에는 억지로 먹이려 해서는 안 된다. 혹시나 환자의 입 안에 염증이 생겨서 음식을 먹지 않으려 하는지 살펴보고 아무런 이상이 없을 때는 30분이 지난 후에 다시 식사를 권해 본다. 가족들 중에 환자가 특별히 좋아하는 사람이 식사를 권하면 응할 수도 있고, 환자가 계속 거부하면 환자의 기분이 좋을 때 다시 식사할 수 있도록 준비해 주는 것이 좋다. 그러다 드디어 환자가 밥을 입에 대면 격렬한 리액션으로 칭찬해 주는 것도 잊어서는 안 된다.

둘째, 빈번하게 화장실을 찾을 경우다. 치매 환자에게 배변은 건강면에서도 중요하지만, 기분이나 감정 조절에도 큰 영향을 미친다는 것을 알아야 한다. 그러므로 화장실에 따라갈 때도 환자가 수치심이나 모멸감을 느끼지 않도록 세심한 배려가 필요하다. 편안하게 배변을 하는 데 어려움이 없도록 평소에 입는 옷에 신경 쓰고, 환자가 배변을 보고 싶을 때는 언제든지 신속하게 옷을 벗을 수 있도록 옷 벗기가 간편한 옷을 입도록 하는 것이 좋다. 또 규칙적으로 배변하도록 습관을 들이도록 하고, 필요할 때 신속하게 사용할 수 있는 이동식 배변기와 기저귀도 별도로 준비해둔다.

치매 환자가 보호자를 당황하게 하는 대표적인 행동 중에 하나가 시도 때도 없이 화장실을 찾는 것이다. 방금 배변을 했는데도 또 가자고 떼를 쓰는 경우가 허다하다. 이럴 때 화를 내거나 무시해서는 안 된다. 따라서 일단은 환자가 요구하는 대로 응해주고, 그런 요구가 심할 때는 병원에 가서 의사와 상의해보는 것이 좋다.

셋째, 목욕을 거부하거나 혼자 하려 할 경우다. 환자를 목욕시키는 일은 환자의 위생 관리뿐 아니라 동시에 환자와의 소통 시간이고, 대화를 나누면서 몸에 특별한 이상은 없는지 건강상태를 자세히 살필 수 있는 시간이기도 하다. 환자가 혼자서 목욕을 할 수 있는 부분은 스스로 하도록 배려해 주는 것이 좋다.

치매 환자의 목욕은 일주일에 1번 정도가 적당하며, 목욕시간은 10~15분 정도로 유지한다. 주의할 것은 욕조에서 미끄러지지 않도록 깔개를 깔아 낙상을 방지해야 한다는 점이다. 환자 가운데 목욕을 거부하는 경우도 있을 수 있는데, 이럴 때도 화를 내거나 야단을 치거나 강제로 목욕시키려고 하면 안 된다. 부드럽게 타이르고 격려하면서 스스로 목욕할 수 있는 기분이 들 때까지 기다려야 한다.

욕실에 들어가는 것 자체를 싫어하거나 그날의 컨디션에 따라 갑자기 거부할 경우도 있다. 환자의 몸 상태를 면밀히 살피면서 기분에 문제가 있는지 신중히 따져볼 필요가 있다. 끝까지 완강하게 거부할 때는 일단 손발이나 신체 일부만 씻기면서 의사를 다시 물어본 후 일단 환자의 생각을 존중해줘야 한다.

평소 목욕을 자주 하던 환자는 가끔 혼자서 욕실에 들어가 목욕할 때가 있다. 사실상 혼자서 목욕하기는 불가능함에도 불구하고 혼자서 하겠다고 고집을 부리는 환자도 있다. 그렇더라도 환자가 함께 목욕하기를 원하는 가족이 있을 것이고, 그 가족과 함께 목욕하도록 배려하는 것이 좋다.

마지막으로 옷을 제대로 입지 못할 경우이다. 치매 환자들은 대부분 옷을 잘못 고르거나 입고 벗는 것도 제대로 못 한다. 겉옷과 속옷을 바꿔 입는다든지, 옷을 뒤집어 입기도 한다. 이것은 일정한 순서에 따라 판단하고 행동하는 능력이 떨어졌기 때문이다. 일단은 환자가 혼자서 옷을 입을 수 있도록 지켜보는 것이 좋다. 이를 제대로 하지 못한다고 해서 야단을 치거나 화를 내면 환자는 자신이 무엇을 잘못했는지 인식하지 못한 상태에서 반감을 갖기 쉽다. 옷 입는 동작 하나하나가 생각이 나도록 친절하게 말을 걸면서 스스로 옷을 입도록 도와줘야 한다. 입는 순서에 따라 옷을 배열해 놓는 것도 한 방법이다. 끝까지 혼자 입지 못할 때는 환자에게 의사를 물어보고 옷을 골라 입혀 주는 것이 좋다.

알아두면 유익한 치매 환자 보험 혜택

2008년부터 노인 장기요양보험을 통해 타인의 도움이 필요한 치매나 중풍 환자에 대해서 개인은 7.5% 정도만 비용을 부담하고, 국가에서 여러 가지 방법으로 서비스를 제공하고 있다. 가족이 치매 진단을 받으면 먼저 건강보험공단을 방문하거나 전화를 해 노인 장기요양보험에 대해서 상담을 해보자. 특히 환자가 타인의 도움이 필요한 중증 증상이 나타나고 있다면 건강보험공단에 전화해 노인 장기요양 등급을 받아야 한다. 등급 판정을 신청하면 하면 건강보험공단에서 그 즉시 판정을 내리지 않고 며칠 이내 방문하여 환자의 상태를 살펴본 후 판정을 내린다. 이때 인지 능력이 약간 떨어진 정도의 초기 치매 환자는 등급을 받기가 쉽지 않다.

건강보험공단 상담 직원이 가정을 방문하여 환자의 상태를 살펴볼 때 보호자에게 치매 걸린 가족에 대한 의사의 소견서를 제출하도록 요구할 것이다. 그러면 당신은 환자인 가족을 모시고 노인 장기요양보험의 의사 소견서 발급에 대한 교육을 받은 의사가 있는 병원으로 환자인 가족을 모시고 방문하여 소견서를 받아 제출하면 된다. 이를 제출하면 건강보험공단에서는 여러 자료를 검토하여 등급을 매기고, 해당 등급에 따라 차등적인 장기요양급여 혜택을 부여한다. 나라의 복지 정책이 확대되면서 최근에는 4~5등급도 신설되어 초기 치매 환자에게도 혜택을 주고 있다. 하지만 환자가 6개월 이상 의사가 처방한 치매약을 복용한 사실이 입증되어야 혜택을 받을 수 있으므로 치매 증상이 보이면 지체하지 말고 병원에 방문하여 검사와 치료를 받도록 하는 것이 중요하다.

건강보험공단에서 지급하는 장기요양급여 종류는 크게 재가급여, 시설급여, 가족요양비로 나눌 수 있다. 종류별로 좀 더 상세히 알아보도록 하겠다.

재가급여

환자 본인이 부담하는 비용은 장기요양급여 비용의 15%이고, 세부별로 다음과 같이 나눠진다.

첫째, 방문요양으로 요양보호사가 수급자의 가정을 직접 방문하여 목욕, 배설, 화장실 이용, 옷 갈아입기 등 생활 전반에 걸쳐서 모두 도와주는 급여이다. 둘째, 방문목욕으로 2인 이상의 요양보호사가 목욕설비를 갖춘 장비를 이용하여 수급자의 가정을 방문하여 목욕을 제공하는 급여이다. 셋째, 방문간호로 간호사 또는 간호조무사가 의사 또는 한의사의 지시에 따라 수급자의 가정을 방문하여 간호, 진료의 보조, 요양에 관한 상담 또는 구강위생을 제공하는 급여이다. 넷째, 주·야간 보호 급여이다. 수급자를 하루 중 일정한 시간 동안 장기요양기관에 보호하여 목욕, 식사, 기본간호, 치매 관리 등 심신 기능의 유지향상을 위한 교육과 훈련을 제공하는 급여이다. 다섯째, 단기 보호 급여이다. 일시적으로 가족의 보호를 받을 수 없는 수급자를 일정 기간 동안 단기 시설에 보호하여 생활의 모든 서비스를 제공하는 급여를 말한다. 여섯째, 복지 용구 대여이다. 수급자의 일상생활 및 활동에 필요한 용구, 예를 들어서 휠체어, 전동기 침대 등으로 이를 구입하거나 대여할 때 급여하는 복지 용구로 연 160만 원 한도 내에서 가능하다.

시설급여

시설급여는 노인 요양시설과 노인 요양 공동 생활가정으로 이루어져 있다.

첫째, 노인요양시설은 치매, 중풍, 등 노인질환 등으로 심신에 상당한 장애가 발생하여 도움을 필요로 하는 자를 입소시켜 급식 등 생활에 편의를 제공하는 장기요양급여이다. 둘째, 노인 요양 공동 생활가정은 치매 중풍 든 노인성 질환 등으로 심신에 상당한 장애가 있어서 도움을 필요로 하는 사람에게 가정과 같은 주거를 제공하여 생활의 각종 편의를 제공하는 장기요양급여이다.

가정요양비

가정요양비는 도서, 벽지 등 방문 요양기관이 부족한 지역에 거주하거나 천재지변 등으로 장기요양기관에서 장기요양급여를 이용하기 어려울 때 가족 등으로부터 장기요양을 받아야 하는 수급자에게 현금으로 지급하는 급여이다. 가족요양비는 현재 1개월에 15만 원 정도이다.

가정과 요양시설,
어디에
모셔야 할까?

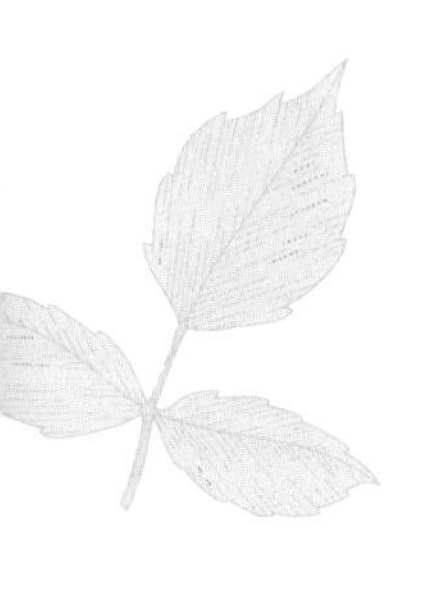

치매 진단 후 보호자가 걱정하는 것 중의 하나가 '환자를 어디서 모셔 보살필까?'이다. 즉 치매를 치료하기 위한 가장 적합한 장소가 '집이냐, 아니면 요양시설이냐' 하는 것이다. 전문가들은 '사람과 소리가 있는 곳'을 최적의 장소로 꼽는다. 사실상 환자가 치매가 찾아오기 전까지 살던 집이 최고의 장소라는 것이다.

반면에 사람이 없거나 간혹 들르는 정도의 사람뿐인 전원주택을 최악의 장소로 꼽는다. 치매 환자들은 여러 사람을 만나고 어울리면서 인지저하를 늦춰야 하기 때문에 오히려 익숙한 사람들이 자주 왕래하는 가정이 보호 장소로 적합하다. 하지만 환자를 어떻게 돌봐야 하는지, 하루라는 긴 시간을 무엇을 하며 환자와 보내야 할지 고민이 될 것이다.

이 고민에 단비 같은 곳이 있는데, 바로 치매지원센터이다. 각 지방자치단체에서 운영하는 치매지원센터는 환자를 돌보는 프로그램뿐만 아니라 환자 가족들을 위한 치유프로그램까지 운영하고 있다. 센터에 따라 프로그램이 다르지만, 보통 대부분 센터에서는 치매의 진행을 늦추기 위해서 개발된 종이접기, 색칠하기, 글쓰기, 사물놀이 같은 프로그램을 운영하고 있다. 이러한 프로그램에 대한 환자의 반응이 매우 좋다. 한 지방단체에 참석했던 80대 한 치매 환자는 그의 가족에게 "최근에 웃음 치료 프로그램에 참석했더니 그동안 쌓였던 답답함이 한 번에 날아간 기분이 든다"고 말하기도 했다.

치매 지원센터의 프로그램을 통해 치매 환자들을 지원하고 있는 것은 오늘날 세계적인 추세다. 스웨덴의 대표적인 치매 전문가이며 스웨덴 치매지원센터 소장인 호프만 박사는 "치매를 완치할 수 있는 약이나 방법이 개발되지 않는 상황에서 환자를 치료하는 데에 가장 효과적인 방법은 환자가 가족 및 지역 사회와 함께 일상을 보내도록 하는 것"이라고 말했다. 치매 환자를 가족으로 둔 보호자라면 새겨들을 만한 이야기다.

전문가들에 의하면 치매 환자에게 가장 중요한 것은 제때 약을 먹고 사람들과의 교류를 통해서 뇌를 활성화하는 것인데, 보호자의 여유가 없을 때는 환자를 요양시설에서 지내도록 하는 것이 더 낫다고 말한다. 당신이 치매 환자에게 제때 약을 주거나 돌보지 못하면서 남의 이목이 두려워 치매 환자를 요양시설에 보내지 않으려고 하는 것은 잘못된 것이다. 환자를 요양시설에 보내느냐 아니면 집에서 모시느냐는 가족인 당신의 상황에 따라 결정할 사항이 아니라 전적으로 환자의 상황에 따라 결정해야 한다. 환자에 대한 보호자의 관심과 애정이 절대적으로 필요하다.

치매 환자와 대화하는 법은 따로 있다

이번 글에서는 치매 환자와 대화하는 법, 환자를 향한 행동에 대해 다룬다. 다음의 기본적인 대화 수칙을 인지하면 환자와 즐겁게 소통할 수 있고, 환자와 보내는 시간이 고통이 아니라 일상생활이 될 수 있다.

첫째, 칭찬하고 격려하라. 환자와 대화할 때 기억해야 할 것으로 가장 중요한 것은 칭찬과 격려이다. 아들딸 이름만 알아도 "와! 장하네" 하고 칭찬해주면 환자들은 뿌듯함을 느끼고 자존심을 되찾는다. 또 자신을 따뜻하게 보살펴 주는 가족의 정도 느끼게 되고, 열심히 인지 훈련에 몰두하게 된다. 환자의 눈에도 병원과 집에서 자신을 보호해주는 당신의 모습이 보이게 된다. 치매 환자를 꾸짖거나 자존심을 상하게 하는 것은 환자에게 흉기를 주는 것과 마찬가지로 위험하다.

둘째, 천천히, 자세하게 말하라. 환자의 인지 능력에 맞추어 천천히 말하고, 환자가 생각할 수 있는 여유를 주는 것이 좋다. 일반인들과의 대화처럼 빨리 말하고 대답을 기다리면 환자는 짜증을 내거나 화를 내기가 쉽다. 될 수 있으면 10자 이내에 짧은 문장을 여러 번, 차분하게 말하도록 하자. 환자가 말할 때 적절한 단어를 떠올리지 못하여 말을 잘 알아듣지 못하면 최소한 한 번은 참고, 도와줄지 여부를 환자에게 물어보는 것이 좋다.

다음으로는 환자 앞에서 보호자로서 어떻게 행동해야 하는지에 대해서 알아보자.

첫째, 최대한 많이 웃어 보인다. 이것은 환자의 심리 안정에 많은 도움이 된다. 대화를 하거나 밥을 먹을 때 자세를 환자 쪽으로 향하고, 가까이 마주하는 것이 좋다. 이런 자세를 취하면 환자는 스스로 존중받고 있다는 느낌을 받는다. 특히 언어 기능이 많이 떨어진 중증 환자일수록 이런 비언어적인 행동에 훨씬 민감하다. 환자들은 당신이 생각하는 이상으로 당신의 표정과 행동을 주시한다. 전문가들이 항상 온화한 웃음을 보이라고 하는 것은 바로 이러한 이유 때문이다.

둘째, 가벼운 스킨십을 자주 하라. 환자들과 신체적으로 자주 접촉하는 것은 좋은 소통법이다. 단지, 유의할 것은 그것이 환자가 경계하거나 거부감을 느끼는 수준이 되어서는 안 된다는 것이다. 인지 능력 훈련을 잘 해냈을 때 어깨를 두들겨 준다든지, 밥을 먹는 환자의 손을 잡아준다든지 하는 행동은 가벼운 스킨십이다. 시각, 청각, 촉각, 후각, 미각을 아우르는 오감은 환자에게 아주 중요하다. 오감을 자극하는 것은 환자의 감각을 자극하여 치매 증상의 악화를 늦추는 하나의 치료법이기도 하다. 스킨십을 통해 촉각을 자극하는 것은 환자와의 의사소통을 좀 더 원활하게 하기 위함이며 가족의 사랑을 전달하는 역할도 한다.

셋째, 환자의 현재 능력을 지켜주어라. 보호자 입장에서는 환자가 가족과 함께 쌓은 추억 하나하나를 잃어가는 모습을 보면서 가장 가슴이 아플 것이다. 그래서 환자의 기억력에 집착하고 조바심을 느낀다. 환자의 기억력을 되살리기 위해 훈련이 중요하지만, 잃어버린 기억을 되살리는 것이 쉽지만은 않다. 이보다 더 훨씬 중요한 것은 아직 건강하게 남아 있는 다른 기능들을 최대한 오래 유지하도록 돕는 것이다.

전문가들은 만일 환자가 당신의 어머님이나 아내 또는 누나 등 여성이라면 가능한 스스로 요리를 하도록 하면서 옆에서 요리의 맛을 함께 봐주며 지켜보는 식으로 환자의 남아 있는 기능을 유지하도록 도우라고 말한다. 어쨌든 환자의 여러 인지 기능이 더 이상 퇴화하지 않도록 지키기 위해서는 보호자의 많은 배려와 관심이 필요하다.

치매를 예방하는 생활습관 대원칙

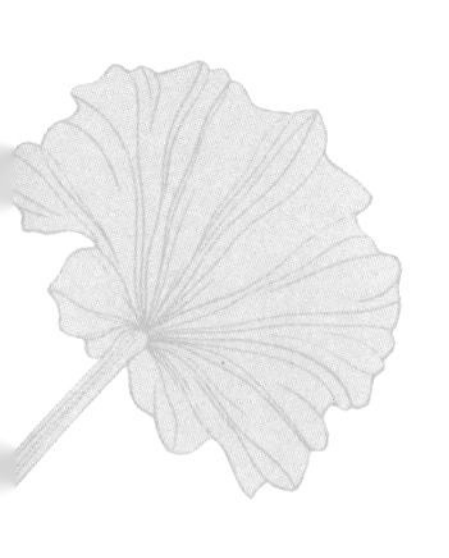

아직 발병하진 않았으나 치매 가족력이 있거나 치매를 유발하는 만성질환을 가진 부모를 모시는 입장이라면 치매가 찾아오지 않도록 가족의 입장에서 가져야 할 습관들에 대해 이야기해 보고자 한다.

첫째, 정기적으로 치매를 검진하라. 65세 이상의 가족이 있으면 반드시 정기적으로 치매 검사를 받도록 해야 한다. 우리나라 65세 이상 노인 10명 중 1명이 치매 환자이고, 80세가 되면 30%, 85세에서는 45%가 증가하여 절반 이상이 치매 환자이기 때문이다. 조기에 진단을 통해 치매를 발견했다면 중증까지 진행되는 것을 막을 수 있고, 100% 예방이 가능한 환자도 있다.

둘째, 환자인 가족을 살펴라. 특별한 경우가 아니라면 치매는 하루아침에 발생하는 질환이 아니기 때문에 60~70대에 발병하는 경우는 거의 40대부터 이미 치매가 진행되었다고 볼 수 있다. 이러한 이유로 평소에 가족들을 잘 보살필 필요가 있다. 아침에 출근할 때나 저녁에 퇴근할 때 잠깐 동안 환자가 지내는 방을 찾아가서 대화를 나눈다거나 어떤 변화가 있는지를 살펴본다.

셋째, 1일 1회 이상 5분 이상 전화를 한다. 환자가 가족과 함께 살고 있지 않거나 요양원에 입원해 있을 경우, 또는 다른 가족이 모실 때, 하루에 1회 이상 5분 이상 통화를 하는 습관을 가져야 한다. 특별한 일이 없어도 전화를 하다 보면 가족과 당신 사이도 훨씬 가까워진다. 가능한 최근의 일을 대화의 주제로 삼아 단기기억 저하를 막을 수도 있다.

넷째로 틈나는 대로 가까운 곳에 찾아가 함께 산책을 한다. 정신과 의사들이나 치매 전문가들이 가장 많이 추천하는 습관이다. 공원이나 숲길이 산책 장소로 좋고, 이런 환경은 심신의 안정을 수고 몸을 움직이게 한다. 습관이 되려면 여러 번 반복하는 일이 필요하다.

06 part

치매에서 가벼워지는 마음 수업

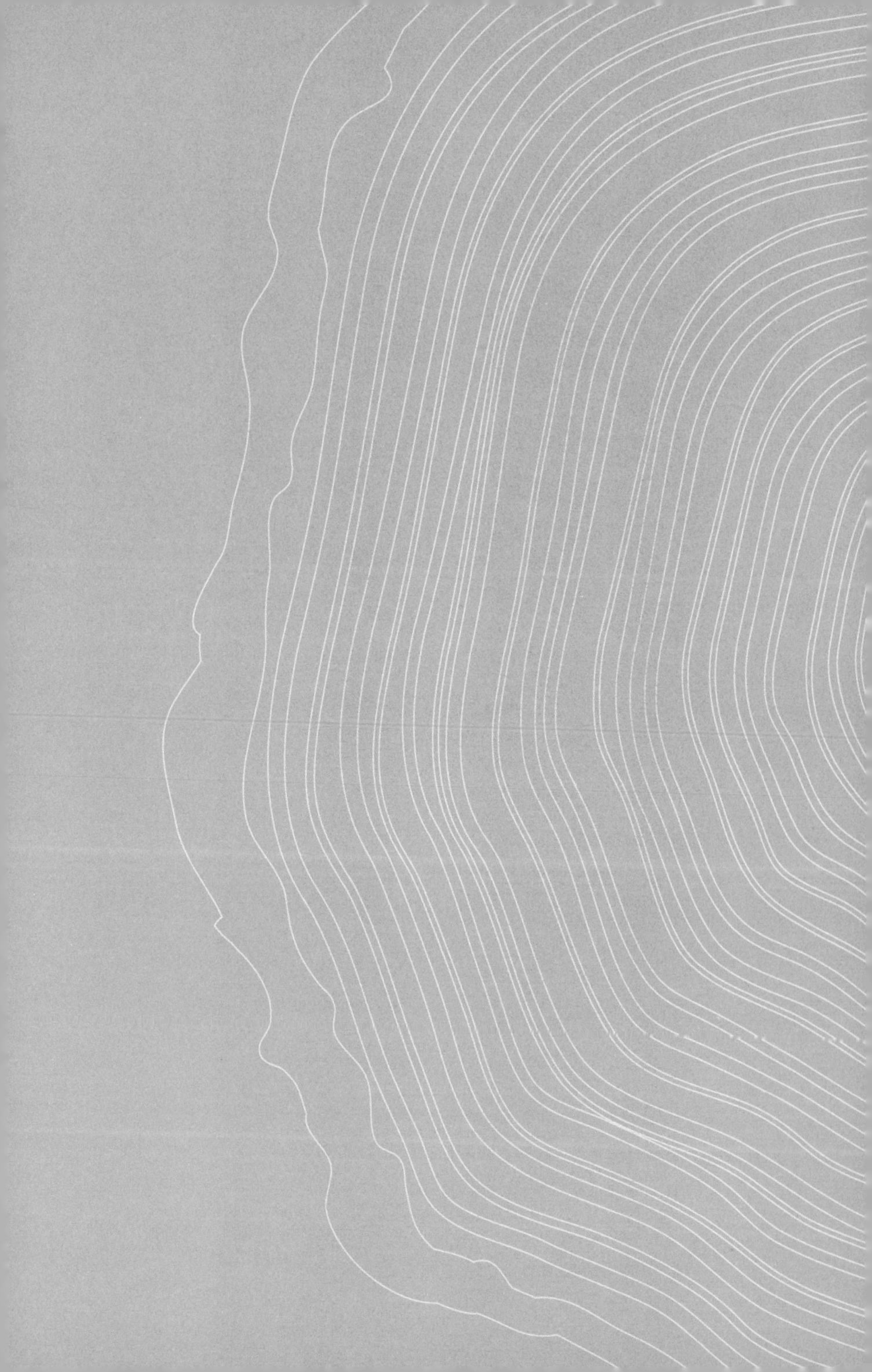

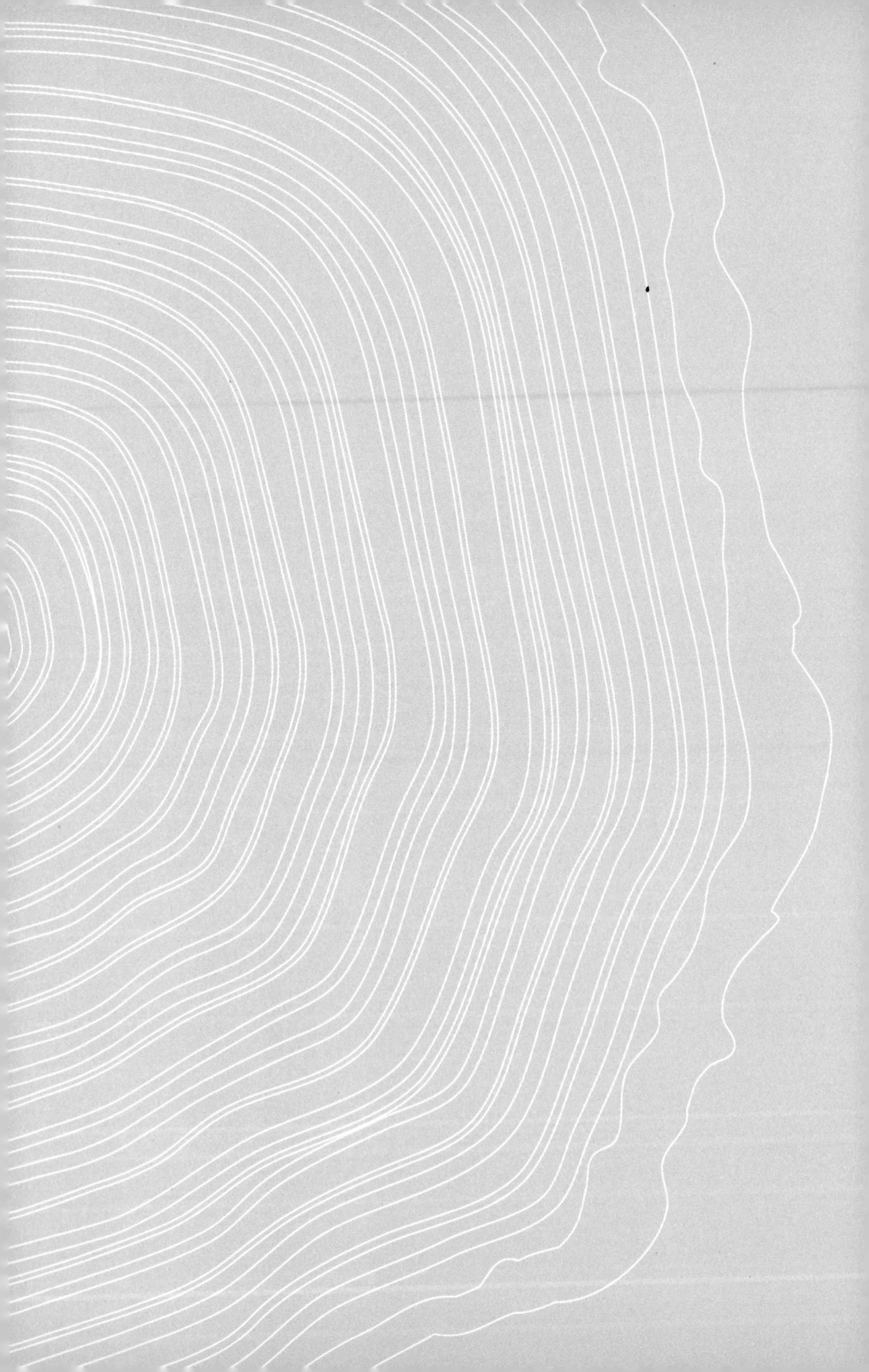

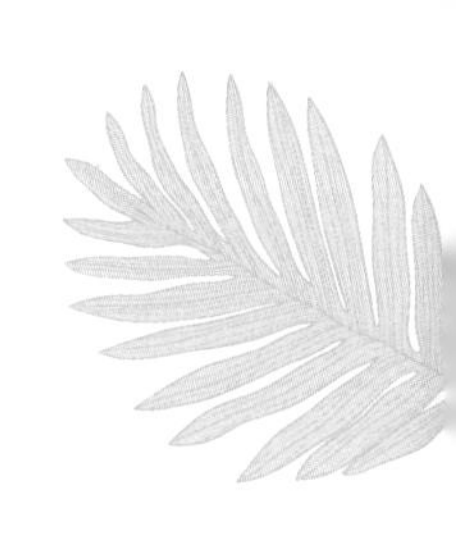

과도한 스트레스가 치매를 유발한다

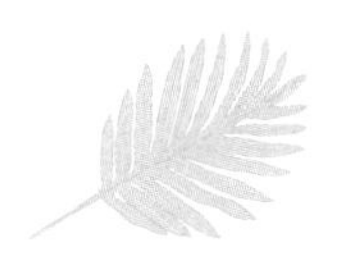

인생에 있어서 40~50대는 절정기라고도 할 수 있다. 지금까지 살아오면서 애쓰고 노력한 결과가 나타나기 시작하는 때이기 때문이다. 어느 정도 안정된 기반을 갖게 되고, 사회적으로도 인정받는 위치에 올라와 있는 시기이다. 하지만 어떤 면에서는 서글픈 생각이 들기도 한다. 오르막에 올라왔으니 이제 남은 것은 내리막길밖에 없다는 생각과 함께 그 내리막이 밝은 길만은 아닐 거라는 생각에서다. 노후에 대한 걱정과 근심, 그리고 불확실한 미래에 대한 막막한 생각은 기분만 울적하게 만드는 것이 아니라 기억력 감퇴까지 가져온다. 앞날이

캄캄하고 미래를 예측할 수 없기에 뇌 속에는 불안만 가득 차게 되고, 불안을 강하게 느끼면 자율신경 가운데 교감신경이 우위에 서면서 부교감신경의 활동이 위축된다. 그러면 비정상적인 긴장감이 계속해서 유지되며 스트레스를 강하게 받는다.

그렇게 되면 많은 양의 아드레날린이 분비되어 혈압이 상승되고, 심장은 빠르게 뛴다. 이런 상태가 되면 뇌는 스트레스에 대항하기 위해서 부신피질호르몬을 분비하라고 지시한다. 부신피질호르몬은 스트레스 해소에 도움을 주지만, 그 대신 혈당치 상승을 막아주는 인슐린의 기능을 방해한다. 그렇게 되면 스트레스는 해소될지 모르지만, 혈당치를 제대로 조절하지 못해 당뇨병의 가능성이 높아진다. 게다가 부신피질호르몬은 뇌에 있는 기억 세포 '해마'를 감소시키거나 소멸시켜 기억력을 떨어지게 만든다. 기억력이 계속 떨어지면, 나이가 들면서 치매라는 누질환의 위협을 받을 수밖에 없다.

생활 자체가 단순했던 옛날에는 배고픔이나 동물로부터 위협이 스트레스로 작용했을 것이다. 그러나 복잡해진 현대 사회생활에서 불확실한 앞날에 대한 불안은 더욱 강력한 스트레스를 유발하고, 무분별한 식생활 습관으로 인해 생활습관병까지 우리를 괴롭힌다. 뇌에 스트레스가 찾아오면 기억력은 떨어지고, 뇌의 힘도 약해진다. 스트레스가 심하면 피가 잘 돌지 않아 부종, 즉 습이 생기고, 머리나 몸이 무거워진다. 부종이 오래되어 독소나 염증 같은 물질로 바뀌게 된다. 이것을 한의학에서는 담이라고 부른다. 우리 몸이 만성 스트레스를 만성 염증으로 인식하고 각종 비정상적인 면역 반응을 일으키는 것이다.

모든 질병이 마찬가지지만, 특히 스트레스로 인해서 생기는 질환은 마음 수업을 통해서 치료가 가능하다. 마음 수업이란, 마음 훈련이나 정신훈련이라고도 표현할 수 있다. 자신의 마음을 스스로 다스려 너무 사소한 것에 신경 쓰지 않고 대범해지도록 마음을 닦음으로써 고민하지 않게 되고, 불안해하지도 않게 된다. 스트레스를 대하는 마음의 여유는 치매가 찾아오지 않도록 뇌를 지켜준다.

스트레스,
해소가 힘들면
받아들이자

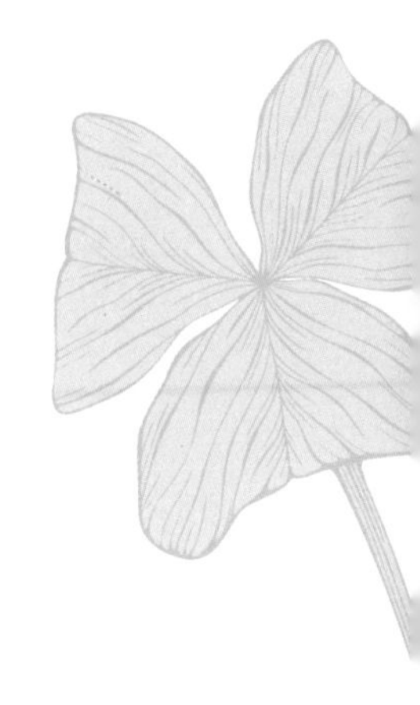

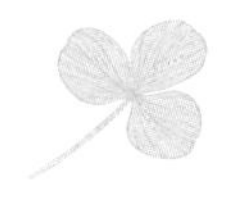

스트레스는 2가지 얼굴을 가졌다. 동일한 조건의 힘든 상황에서도 받아들이기에 따라 나쁜 스트레스로 작용할 수 있고, 생활의 활력이 될 수도 있다. 여기서 말하는 스트레스는 분명 나쁜 스트레스를 이야기하는 것이다. 특히 병을 가져다주는 가장 나쁜 스트레스 말이다.

많은 치매 전문가들이나 의학자들의 연구결과를 보면 스트레스는 학습, 기억 및 새로운 것을 인식하는 것 등 뇌에서 중요한 역할을 담당하는 해마의 기능을 떨어뜨린다고 보고하고 있다. 스트레스를 느끼면 뇌는 구급책으로 스트레스에 대항하는 부신피질호르몬을 분비한다고 앞에서 언급했지만, 통상 하루에 15~20밀리그램 정도 분비되던 부신피질 호르몬이 우리가 스트레스를 느끼면 겨우 1시간 만에 10밀리그램 정도가 분비된다. 스트레스에서 우리를 구해주는 부신피질 호르몬은 해마세포를 감소시키고, 때로는 사멸시키기도 한다.

어쨌거나 눈앞에 닥친 큰 스트레스라는 고통에서 벗어나려면 뇌는 스트레스를 대항하는 호르몬을 대량으로 분비해야겠다고 판단한다. 그런데 이것만으로 부족해 해마의 세포수를 줄인다. 해마 세포수가 줄면 스트레스에 관한 기억력도 준다. 결국 스트레스에서 벗어나기 위해서는 기억을 살짝 잃어야 한다는 이야기다.

많은 전문가는 스트레스를 해소하라고 말한다. 그래서 많은 사람이 운동, 쇼핑, 음악 감상, 드라이브, 여행, 음식 등을 통해서 스트레스를 풀려고 노력한다. 하지만 나름대로 푼다고 해도 오랜 시간 지속적으로 쌓이는 스트레스는 단기간에 풀기 어렵다. 그럴 때는 스트레스가 우리 생활 곁에 항상 존재하는 것이므로 인정해보자. 스트레스 가운데 원인을 해결할 수 없는 것들, 가령 직장 상사나 동료가 성격이 맞지 않는다고 해서 그를 쫓아버릴 수는 없는 것처럼 당장 해결하기 어려운 것들이 있다. 부모가 치매에 걸려 이상한 행동을 하고 있을 때, 보호자는 가족으로서 스트레스를 심하게 받을 수 있다. 결국 내 힘으로 해결할 수 없는 스트레스도 많다는 의미다.

마음 수업을 통해서 스트레스를 받아들이고, 그것을 극복하는 자세를 키우는 연습이 필요하다. 미국 사우스 캘리포니아 대학 연구팀이 스트레스와 자세와의 관련성에 대해 연구한 결과를 발표했다. 실험 결과, 가슴을 활짝 폈을 때 통증에 대한 스트레스를 견디는 힘이 강하고 통증을 느끼지 않는다는 것이다. 이 결과에 의하면, 괴로울 때나 아플 때는 자칫 움츠러들기 쉬운데, 그럴 때일수록 가슴을 펴고 당당한 자세를 취하는 것이 좋다. 그렇게 하면 감각적인 통증을 견디기 쉽고, 같은 고통이라도 자신이나 주변 사람들의 스트레스도 줄어든다. 몸을 펴면 신진대사를 좋게 하는 갈색 지방세포도 활성화된다. 그래서 살이 안 찌고 치매에 걸리지 않는 몸을 만드는 데 도움이 된다.

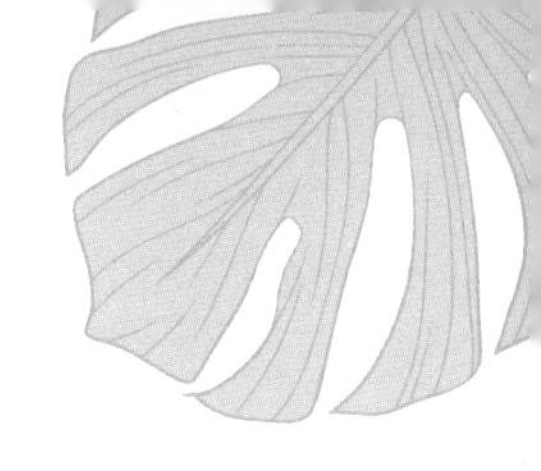

치매 예방에 큰 도움이 되는 생활 태도

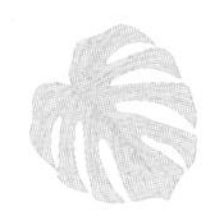

근면을 비아냥거리는 사람이 많을수록 사회는 발전이 더디고 개인 간의 경쟁력도 떨어진다. 근면함을 잃어버리는 것은 개인적으로나 국가적으로 참담한 결과를 가져올 뿐이다. 근면하고 부지런하며 열심히 노력하는 자가 어느 사회에서나 끝에는 성공하기 마련이다.

미국에서 실시한 연구결과를 보면, 근면함이 알츠하이머 치매 발병을 억제한다는 보고가 있다. 미국 러쉬 대학 치료센터 연구팀은 1,000명을 추적 조사한 결과 근면한 사람이 그렇지 않은 사람들보다 치매에 걸릴 확률이 훨씬 낮았다는 것을 발견했다. 즉, 근면하고 성실한 생활 자세는 알츠하이머 치매 발병을 억제한다는 것이다. 이 연구팀은 평균연령 75세 이상의 건강한 노인들을 12년간 추적 조사했다. 조사과정에서 성격과 삶의 자세 등을 테스트하여 성격과 자세가 치매 발생과 어떤 관계가 있는지 세밀하게 분석했는데 그 결과 1,000명 노인들 중에 176명이 알츠하이머 치매에 걸렸다는 것을 확인했다. 이들은 조사 과정에서 다음과 같은 질문을 가지고 성격이나 자세가 치매 발병에 어떤 영향을 미치는지를 조사했다.

- 목표 달성을 위해서 열심히 노력했는가?
- 모든 일을 할 때 노련한 기술을 활용했는가?
- 시간 내에 일을 끝내기 위해서 업무 진행 과정을 조절했는가?

1,000명의 노인들을 대상으로 조사한 결과 '근면과 성실' 문항에서 높은 점수를 받은 그룹의 노인들은 치매에 걸리지 않은 것으로 나타났다. 그것도 높은 점수를 받은 사람의 89%가 치매에 걸릴 확률이 낮은 것으로 조사되었다. 이와 더불어 근면한 사람들이 사망한 후에 뇌를 검사한 결과도 함께 발표

했습니다. 알츠하이머 치매에 걸리면 대뇌에 노인성 반점이나 베타 단백질의 축적과 깊은 관계가 있다. 그런데 근면한 노인들의 뇌에 반점이 있어도 치매 증상이 나타나지 않았던 것도 함께 보고했다. 결과적으로 이 보고서는 근면한 사람은 치매와 거리가 멀다는 것이 입증된 것이다.

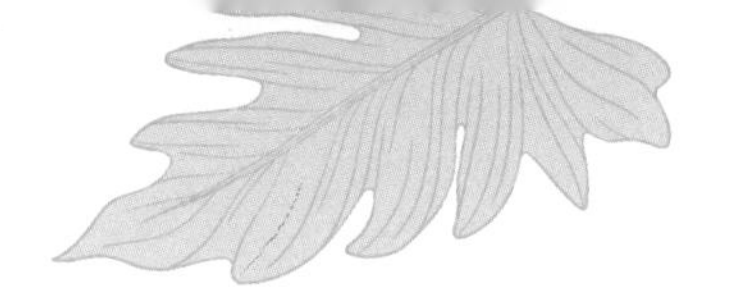

뇌의 스위치를 켜라

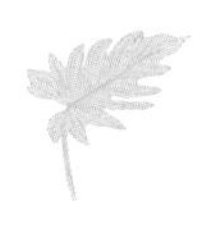

보통 우리의 뇌를 컴퓨터에 비유한다. 원래 컴퓨터가 인간의 뇌를 본떠서 만든 것이므로 비슷한 점이 많을 것이다. 컴퓨터를 작동하게 하려면 스위치를 켜야 전원이 들어오면서 화면이 환하게 밝아지고 컴퓨터가 제 기능을 한다. 그렇다면 뇌의 스위치는 무엇일까? 뇌의 스위치는 바로 '욕심'이다. '이것 갖고 싶다, 저렇게 되면 좋겠다'라는 욕심은 뇌를 활성화시키는 자극제가 된다. 적당한 욕심이 삶의 의욕으로 변하면서 성공의 원동력이 될 뿐만 아니라 치매를 예방하는 방법이 되기도 한다. 그러므로 기억력이 감퇴기에 접어든 40~50대가 '어차피 까먹을 텐데 외우면 뭐 해?' 하고 반복해서 외우는 것마저 귀찮아한다면 그 사람은 바로 치매에 걸리기를 바라는 사람이다.

또한 기억했던 것이 생각나지 않는다고 하여 '또 까먹었네' 하고 자조 섞인 소리를 내어서는 안 된다. 나이가 들어 40~50대가 되면 누구나 조금씩 기억력이 감퇴하는 것은 자연스러운 현상이다. 까먹었을 때 그것을 다시 잊지 말아야 하겠다는 집념으로 다시 외우고 암기를 한다면 그 뇌에는 치매가 찾아갈 리가 없다. 집념이란 '결심하면 흔들리지 않는 일념'이다. 다시 말하면 '어떻게든지 꼭 기억하자, 이것만은 반드시 성공시키자'라고 하는 욕망이기도 하다. 40~50대 사람들은 지금까지 살아오면서 욕망이 인생의 성공에서 얼마나 중요한가를 기억할 것이다.

뇌는 5가지 기능이 협력하여 지탱하는 기관이다. 지혜를 담당하는 전두엽, 기억을 담당하는 해마, 좋고 싫음에 관여하는 편도핵, 의욕을 관장하는 측두엽, 그리고 자율신경과 뇌 호르몬의 본산인 시상하부이다. 이 5개의 기둥이 서로 협력하지 않으면 뇌는 제대로 기능을 발휘할 수 없다. 이 5가지 협력의 도화선이 되는 것이 시상하부다. 시상하부란, 자율신경과 뇌 호르몬의 총본산이며, 인간의 욕망을 총괄하는 부분이다. 따라서 욕망이 생기면 자율신경과 뇌 호르몬이 하나가 되어 작용하게 되고, 도화선에 불을 붙이게 되는 것이다. 그러면 나머지 네 기둥은 즉시 하나가 된다.

'욕심'이라고 하면 부정적인 이미지가 훨씬 강하다. 그러나 지금부터 당당하게 욕심은 나를 성공으로 이끄는 동력이며, 치매가 침범하지 못하도록 하는 방어막이라는 것을 인식하자. 이제부터 "나에게는 큰 욕심이 있다. 나는 욕심쟁이다"라고 선언하라. 그러면 뇌의 5가지 기둥에 자극을 주어서 서로 합칠 준비를 시키는 것이 된다. 다섯 기둥이 합쳐서 제 기능만 제대로 한다면 치매 예방을 안전하게 하는 것이다.

'내 나이 이미 50인데 이제 뭘 하겠는가?'

'이대로 살다 가는 거지 뭐.'

나이가 들수록 사람들은 인생에서의 욕망을 포기하고 그럭저럭 되는 대로 살아간다. 이제 와서 뭘 하겠는가, 이 나이에 새로운 것에 관심을 가지는 것도 피곤한 일이라고 생각하는 듯하다. 그런 의미에서 치매 예방을 한 글자로 표현한다면 '욕(欲)'이라고 할 수 있다. 식욕, 성욕, 지식욕, 물욕, 명예욕 등 다양한 욕심을 가질 때 치매를 예방할 수 있다고 생각한다.

치매의 초기 증세는 우선 식욕이 떨어지는 것이다. 또한 무엇에 대한 의욕이 없다. 그렇게 갖고 싶어 하던 것도 50대가 되면서 갑자기 욕심이 없어지고 시들해진다. 특히 동양에서는 나이 들어서 욕심이 없이 담담한 생활을 하는 것을 미덕으로 여긴다. 그러나 나이가 들었다고 해서 욕심이 없는 것이 진정한 미덕은 아니다. 욕심이 있을 때 자신을 가꾸게 되고, 무슨 일을 하겠다는 의욕도 생긴다.

'노화'란 솔직히 시들어가는 것을 말한다. 슬픈 일이다. 하지만 슬퍼하고만 있어서는 안 된다. 시들지 않도록 가꾸어야 한다. 40~50대에 너무 나이에 얽매여 그 나이에 맞게 머물러 있으려고 하면 노화 속도는 물론 치매 진행 속도도 훨씬 빨라진다. 치매에 걸리고 싶지 않다면 정체되어 있는 틈을 줄여야 한다. 틈을 메우는 데 투자도 아끼지 말아야 한다. 치매가 찾아와 치료와 간병에 드는 비용이 훨씬 더 많이 들어갈 바에야 차라리 더 늦기 전에 40~50대부터 늘 적당한 욕심을 가지고 자신에게 투자하며 살아가는 것이 바람직하다.

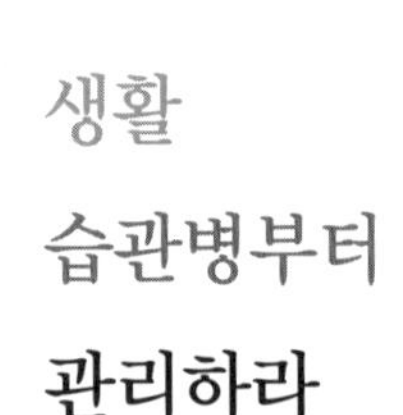

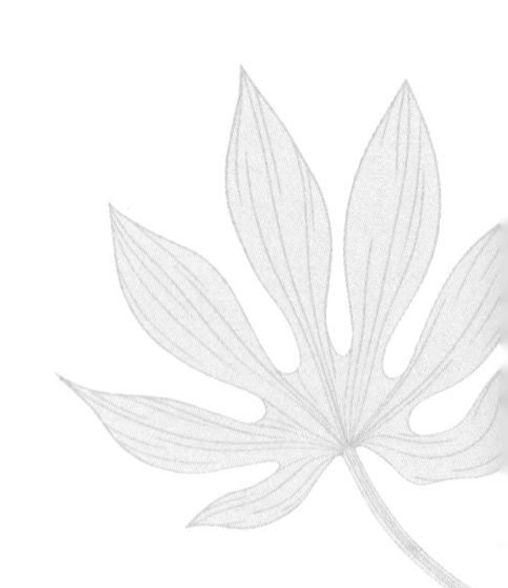

생활 습관병부터 관리하라

소위 성인병이라고 부르는 생활습관병에는 고혈압, 당뇨병, 비만, 뇌 질환 등이 있다. 그런데 이런 생활습관병이 치매를 부른다. 다시 말해, 생활습관병을 방치할 경우, 치매를 부추기는 결과를 불러온다. 생활습관병 중에서 고혈압, 고지혈증, 당뇨병, 뇌 질환 등을 살펴보면 모두 혈관성 질환이다. 그런데 당뇨병 자체는 췌장에서 기인하는 병이다. 그러나 당뇨병 그늘에 숨어 있는 합병증은 거의 혈관성 질환이다. 당뇨병의 합병증인 동맥경화, 하지동맥 폐색증, 뇌경색, 협심증, 신장병 등도 모두 혈관성 질환이다. 그렇다면 주요 생활습관병은 거의 뇌의 연료 보급책이라는 중대한 역할을 맡고 있는 혈관의 문제와 크게 관련이 있다는 뜻이다. 만약 혈관이 좁고 딱딱해지면 혈액순환이 정체될 것이며, 그러면 뇌로 연료가 제대로 공급되지 못할 것이다. 그 결과 뇌 기능은 떨어지고 치매에 걸릴 확률이 매우 높아진다.

한 연구기관에서 조사한 바에 의하면, 치매에 걸리지 않은 정상의 노인들 중 54%가 1~2가지 생활습관병을 가지고 있는 것으로 나타났다. 반면에 치매에 걸린 고령자 가운데 무려 84%가 생활습관병을 가진 것으로 나타났다. 84%라는 수치는 대부분의 치매 환자들이 생활습관병을 가지고 있다는 뜻이다. 이것은 또한 생활습관병이 없는 노인들은 치매가 쉽게 발병되지 않는다는 것을 의미하기도 한다.

노년기에 많이 나타나는 질병 가운데 치매 환자에게서 유독 높게 나타나는 질환으로는 어떤 것들이 있는지 일본의 한 치매 연구소에서 연구하여 발표한 것이 있어 소개한다.

- 고혈압 약 32%
- 뇌혈관장애 약 38%
- 심장질환 약 13%

- 백내장 약 11%
- 위장질환 약 8%
- 당뇨병 약 4%

이 조사결과를 놓고 볼 때, 생활습관병 중에서 가장 위험한 병으로 고혈압, 뇌혈관 장애, 심장질환 이 3가지가 치매를 부추기는 가장 위험한 3대 질환으로 볼 수 있다. 앞서 지적했지만, 대다수 현대인은 생활습관병 1~2가지는 지병으로 가지고 있지만, 이런 질환이 치매와 상당히 밀접한 관계가 있다는 사실을 별로 의식하지 않은 채 살아가고 있다. 이것은 마치 시한폭탄을 끌어안고 있으면서도 자신이 안고 있는 게 시한폭탄임을 모르고 있다는 것과 다를 바 없다. 따라서 치매를 예방하고 싶다면, 그 첫 단계는 무엇보다도 생활습관병을 적극적으로 치료하는 것부터 시작되어야 한다.

3대 질환 중에서 가장 많이 걸리며 위험한 고혈압은 쉽게 치료가 되지 않는 질병이다. 특히 혈관성 치매의 주요 원인이 되는 고혈압은 뇌경색을 유발시키고, 이것이 다시 혈관성 치매를 일으킨다는 공식도 나와 있다. 그렇다면 고혈압과 같은 생활습관병을 치료하는 것이 치매 예방에도 매우 중요하다는 말이 된다.

대부분의 생활습관병이 혈관과 밀접한 관계가 있다는 것은 주지의 사실이지만, 그것을 관리하는 그 첫 번째가 혈압조절이다. 혈압수치가 정상으로 돌아오면 고혈압에서 뇌경색으로, 그리고 다시 혈관성 치매로 이어지는 악순환의 고리를 끊어버릴 수가 있다. 누구라도 지병이 치매의 발병과 관계가 크다는 것을 자각하고 나면 좀 더 적극적으로 지병 치료에 임할 것이다.

부지런히
움직이면
마음도 열린다

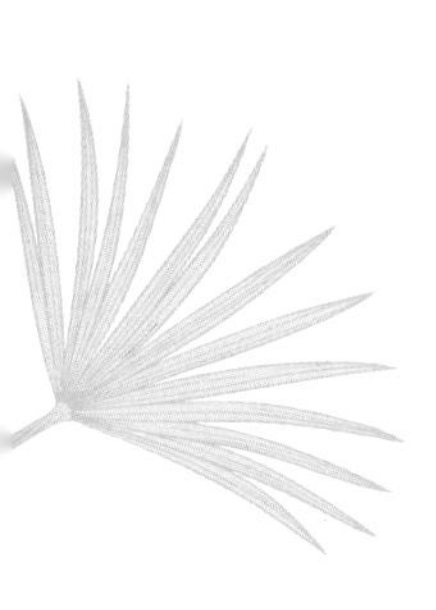

50세쯤 되면 30대에 비해 시력과 청력, 근력까지 떨어진다. 움직이는 것도 예전에 비해 힘에 부치고, 정보를 수집하는 능력도 또한 떨어지는 것을 느끼게 된다. 그런데 그것을 나이 탓이라고 보고 그냥 방치했다가는 점점 더 문제가 심각해진다. 뇌는 자극과 정보가 있어야 살 수 있고, 또한 이것을 통해서 더욱 강해지는 기관이기 때문이다. 자극과 정보가 줄어들면 할 일이 없어진 뇌는 당연히 꾸벅꾸벅 조는 시간이 많아지고 결국 치매까지 걸리게 된다. 이것이 바로 폐용증후군에 의해서 발병하는 치매의 실태다. 뇌 사용을 게을리해서 생기는 '폐용증후군 치매'는 정신이 해이해질수록 심화되고 치료도 어렵다. 쉬운 예로 시력이 떨어지면 신문도 읽지 않게 되고, 청력이 떨어지면 라디오나 TV를 보지 않게 된다. 그뿐 아니라 누군가와 대화 횟수가 줄어들고, 근력이 떨어지면 바깥출입을 삼가게 된다. 그러나 치매를 예방하기 위해서는 자신의 신체기능이 예전만 못하다고 느낄수록 더욱 열심히 보고, 듣고, 걷기를 많이 해야 한다. 40~50세가 되면 점차 기능이 저하되고 체력도 떨어질 조짐이 보이기 시작한다. 바로 이때 조금이라도 방심하여 해이해지는 순간 '폐용증후군'의 마수가 당신에게 뻗쳐올지 모른다. 더욱 무서운 것은 폐용증후군이 온몸으로 확산된다는 사실이다.

뇌는 온몸을 총괄하는 사령부다. 뇌와 육체 사이에는 본사와 지사와 같은 관계가 성립된다. A라는 지사가 폐용증후군의 공격을 받으면 A지사의 정보는 본사인 뇌에 전달되지 않는다. 그러면 뇌에서 A지사를 담당하던 분야는 폐점상태가 되고 만다. 한곳에서 폐용증후군이 발생하면 이것이 한 군데로 그치지 않고 온몸으로 번질 가능성이 높다. 그러므로 나이를 핑계로 자꾸 움츠리는 것은 결코 예사롭게 지나칠 일이 아니다. 폐용증후군을 예방하는 길은 나이에 상관없이 온몸의 각기 부분을 부지런히 움직이는 것이다. 인간의 뇌는 움직이고 귀찮게 할수록 그 기능이 또한 최선의 상태로 돌아간다. 그러므로 게으른 생활은 곧 치매를 불러오는 길임을 명심하고 부지런히 움직이고 활동해야 한다.

우리나라에서 치매 치료로 잘 알려진 의사는 자신이 진료한 치매 환자 중에서는 중증으로 결국 사망하는 경우도 있으나, 반면에 치매 상태가 좋아지는 사람도 있다. 그들의 공통적인 특징은 활동, 즉 운동을 많이 했다는 점이다. 뇌를 포함하여 온몸을 움직이고 활동에 비례하여 오래 살아갈 수 있다. 따라서 나이를 핑계 삼아 게으름을 피우지 말고 부지런히 움직이는 것이 치매 예방과 치료의 첩경이라 할 수 있다.

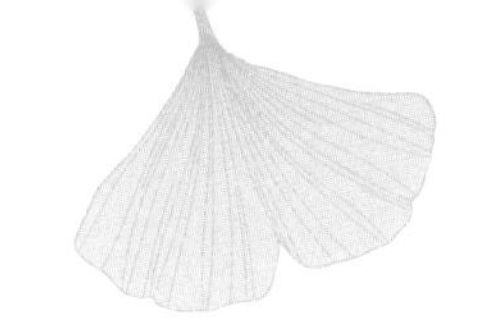

치매에 잘 걸리는 사람들의 마음 특징

치매에 걸릴 가능성이 다른 사람들보다 특별히 높은 사람들이 있다. 치매에 걸릴 가능성이 높은 '치매 유전성'을 가지고 태어난 사람들이다. 이런 사람은 알츠하이머 치매를 유발하는 베타아밀로이드라는 단백질이 다른 사람에 비해 많아 더 일찍 발병하는 경향이 있다. 20~30대에 치매에 걸린 젊은이들은 거의 이런 유전적인 요인에 의한 것이다. 그런데 이런 유전적 요인으로 치매에 걸린 사람은 단 1%에 불과하다. 같은 확률을 안고 태어나서 치매에 걸리는 사람이 있는가 하면 걸리지 않은 사람이 있는데, 전문가들은 그동안 살아오는 과정과 습관의 차이라고 말한다. 치매에 걸린 사람들의 '공통적인 특징'에 대해 알아보자.

첫째, 치매 가족력. 치매도 암처럼 가족력이 있다. 가족 중에 치매 환자가 있다면 예방에 신경을 써야 한다. 치매 가족력은 앞에서 말한 유전자와는 다르다. 치매 유전자 때문에 치매가 발생할 위험성은 낮지만, 가족 중에 치매가 있다면 치매 가능성은 보통 사람의 2배가 된다.

둘째, 저학력, 고령이다. 치매에 걸린 사람들 중에 공통적인 것은 저학력자이고 고령자라는 점이다. 저학력을 가진 사람들은 10~20대에 뇌를 쓰지 않기 때문에 뇌 세포의 발달 정도가 다른 사람에 비해 많이 떨어진다. 나이가 많아질수록 자연스럽게 뇌세포가 많이 파괴되기 때문에 치매에 걸릴 위험도 그만큼 높아진다.

셋째, 전문가들이 치매의 가장 주요한 원인 중에 하나로 꼽는 것이 바로 우울증이다. 만성 우울증에 걸린 사람은 그렇지 않은 사람에 비해 치매 발병 정도가 2배나 높다는 연구결과도 있다. 우울증 환자는 흔히 아무것도 하고 싶지 않고 무기력해지는 증상을 느낀다. 이런 증상이 계속되면 뇌의 활성도가 저하되고, 많은 뇌세포가 스스로 역할을 상실하고 파괴되기도 한다. 특히 50대 이상에서 발생하는 우울증은 젊었을 때보다 세포가 더 많이 약해지고 파괴된 상태이므로 치매 발생 요인이 될 수도 있다.

넷째, 스트레스를 많이 받는 성격의 소유자이다. 다른 사람들보다 스트레스를 유별나게 많이 받는 사람들이 있다. 사소한 일임에도 스트레스를 느껴서 그것을 참지 못해 씩씩거리는 사람들이 있다. 스트레스는 뇌세포 파괴의 주요 원인이다. 스트레스가 계속되면 기억을 담당하는 해마에 안 좋은 영향을 주기 때문이다. 화를 쉽게 풀지 못하고 속으로 계속 삭이는 사람은 뇌에 지속적으로 해를 입히는 셈이다.

다섯째, 비만은 직접적으로 치매로 이어지는 것은 아니지만, 고혈압이나 고지혈증의 원인이 되는데, 고혈압과 고지혈증으로 인해 뇌의 혈액순환이 막히면 뇌가 손상되고 치매가 발생한다.

마지막으로 잦은 음주 습관을 지닌 사람은 그렇지 않은 사람들에 비해 치매에 걸릴 가능성이 현저히 높다. 알코올 자체가 뇌세포 파괴의 주범일 뿐만 아니라 잦은 음주는 고혈압으로 인한 뇌경색과 뇌출혈의 원인이 되기 때문이다. 전문가들에 의하면 잦은 음주는 하루 평균 3잔 이상의 술이라고 한다.

세계보건기구는 하루 5잔 이상을 폭음으로 보고 있다. 잦은 음주는 알츠하이머 치매보다는 혈관성 치매와 관계가 있다. 뇌혈관이 막히면서 뇌세포가 순식간에 파괴되는 알츠하이머 치매와 달리 어느 날 갑자기 발생하고 급격히 상태가 악화된다.

열거한 요인들을 가졌다고 해서 반드시 치매에 걸리는 것은 아니지만, 위험성이 보통 사람들보다 높으므로 40~50대부터는 주의를 해야 건강한 노후를 맞이할 수 있을 것이다.

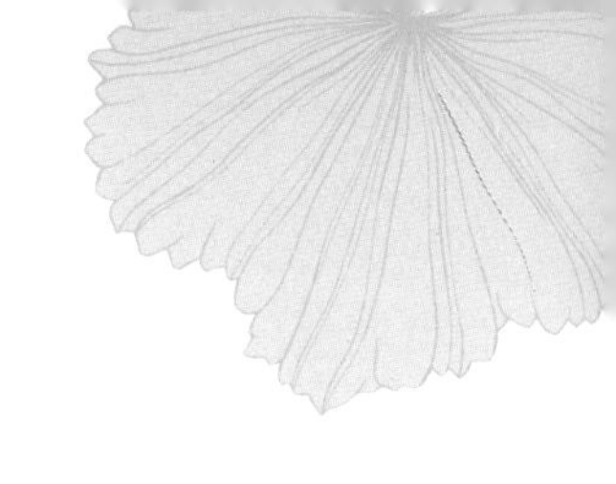

좋은 생각이 좋은 결과를 만든다

가족 중에 치매에 걸린 사람이 있다는 것은 함께 사는 사람으로서 참 괴로운 일이 아닐 수 없다. 가족력이 있거나 가족 중 치매 발병 가능성이 높은 구성원이 있다면 미리 가족애를 다지며 치매를 예방해 나가보면 어떨까. 다음은 평소 좋은 습관으로 가족의 치매를 예방하는 방법들이다.

첫째, 대화할 때 '그래도, 왜냐하면'이라는 단어를 삼간다. 특히 배우자들은 자존심이 강하고 험담을 굉장히 싫어한다. 밖에서는 가족을 먹여 살리기 위해서 자존심을 굽히는 일이 있어도 가정에서는 자존심을 지키고자 한다. 가족의 말이 부당하더라도 그 자리에서는 불평하지 말고 서로 기분이 좋은 타이밍에 "이렇게 해주었으면 좋겠다"라고 자신이 주체가 되어 메시지를 전달하는 것이 좋다.

둘째, 감사와 칭찬의 말을 자주 사용한다. 사람을 움직이는 최강의 무기는 감사와 칭찬, 그리고 아부이다. "설거지해 줘서 고마워요, 당신이 하니까 그릇이 더 반짝거리네요. 당신의 아침 밥상은 정말 좋아요. 당신과 같은 배우자와 함께여서 얼마나 행복한지 몰라요"처럼 서로 존중하고 배려하는 언행을 차근차근 만들어 가보자.

셋째, 이해심을 길러야 한다. 가족 간에 생활하다 보면 내 마음같지 않은 때가 반드시 생긴다. 그럴 때 "왜 저 사람은 나를 이해하지 못하지?" 혹은 "난 왜 저러는지 절대 이해할 수 없어"와 같은 마음보다는 상대의 관점에서 이해해 보려고 노력하는 자세가 중요하다. 그리고 일상생활에서 다음과 같은 것들을 실천해 보는 것도 추천한다.

- 항상 미소를 보인다.
- 가족의 언행에 불편을 느껴도 그 자리에서 울컥하지 않고 가능한 한 인정한다.

- 가족이 자기 자랑을 몇 번씩 하더라도 처음 들은 것처럼 대한다.
- 가족의 말을 중간에 자르지 말고 경청하며 맞장구를 쳐준다.
- 불평하지 않는다.

다섯째, 틈틈이 보디 터치를 한다. 보디 터치는 짧게 애정을 표시할 수 있는 훌륭한 스킨십이다. 손바닥 전체로 아침에 잠에서 깨어난 가족의 어깨나 등을 살살 문질러주는 것도 좋다. 사람은 누구나 타인으로부터 애정을 원하고 반응이 없으면 우울하고 외로워진다. 가족이나 친구와 자주 터치함으로써 치매도 막을 수 있다.

마지막으로 치매를 예방하는 길은 다른 사람과 친구가 되는 것이다. 평소 사람들과 자주 만나느냐 아니냐에 따라서 치매 발병률과 깊은 관계가 있다. 도쿄 건강장수의료센터에서 인지증 저하 예방을 위해 그룹 몇 개를 만들어 원예나 여행을 즐기게 했고, 여행 갈 때는 회원 각자 역할을 분담해서 표를 구매하거나 숙소 정보를 수집하도록 했다.

81세의 한 노인은 아내와 사별한 후 혼자 생활했는데, 깜빡

거리는 현상이 나타났다고 한다. 그런데 활동에 참여한 1년 후에 놀랄 만큼 젊어지고 잊어버리는 일이 많이 줄었다고 한다.

또한 서울에 사는 65세 이상 고령자 중 10%가 바깥출입을 하지 않는다고 한다. 외출하지 않는 사람은 외출하는 사람에 비해 3배나 치매 발병률이 높다는 사실이 어느 연구소에 의해서 밝혀졌다. 사람들을 자주 만나고 대화하고 교제하는 것이 치매 예방에 절대적 조건이다.

치매라도 아직 희망은 있다

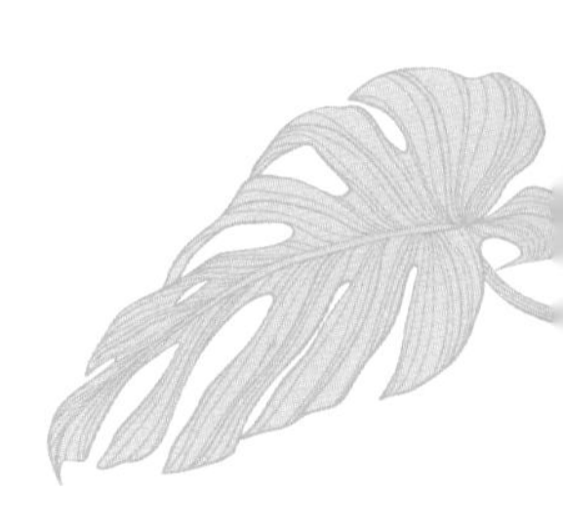

치매는 환자가 복합적인 인지장애로 인해서 다양한 행동을 하기 때문에 독립적으로 생활할 수 없는 뇌 질환이다. 따라서 치매를 극복하려면 의학적인 진단과 치료가 필요한 것은 두말할 필요가 없다. 그러나 치매는 의학적으로만 완전히 해결할 수 없는 진행성 질환이고, 가족들의 많은 보살핌이 필요하다. 따라서 환자를 가족으로 둔 당신은 의학지식뿐만 아니라 사회적인 상식도 알아야 치매를 고칠 수 있다.

치매 환자가 늘어나는 것은 비단 우리나라 국민민의 걱정은 아니다. 문제는 속도가 빠르다는 점이다. 우리나라 치매 환자 증가 속도는 세계평균보다 훨씬 빨라서 17년마다 환자 수가 2배가 된다. 그만큼 치매에 대한 준비가 필요하다는 것이다.

치매를 이기기 위해서 필요한 첫 번째 무기는 자신감이다. 치매를 극복할 수 있다는 자신감이 없다면 치매를 예방하거나 고치는 일을 시작할 필요도 없다. 환자는 물론이지만, 우선 환자 가족을 두고 그 환자를 보살펴야 하는 보호자가 먼저 자신감을 가져야 한다. 누가 뭐라고 해도 '나는 가족의 치매를 고칠 수 있다'는 자신감이 있어야 한다. 또한 환자에게도 자신감을 불어넣어 주어야 한다. 자신감이야말로 무엇보다도 치매를 치료하는 데 중요하다.

두 번째 무기는 치매에 대한 의학적인 이해와 지식이다. 몇 번씩 강조하는 말이지만 이것은 환자를 가족으로 둔 당신에게 꼭 필요한 사항이다. 치매에 대한 올바른 이해와 지식이 있어야 한다. 치매는 완치는 어렵지만 충분히 관리하고 조절할 수 있는 병이다. 치매뿐만 아니라 노인들이 잘 걸리는 고혈압, 당뇨병, 그리고 관절염도 약을 먹어 고치는 것이 아니라 증상을 경감시켜 불편을 줄이고 진행을 지연시켜 질환으로 인한 심각한 기능장애와 합병증을 예방하는 것이 기본 치료 전략이다. 치매도 마찬가지이다. 적극적인 치료와 건강한 생활습관을 통해서 충분히 증상을 조절할 수 있는 만큼 어떻게 치료하고 어떻게 생활해야 하는가에 대한 연구가 필요하다.

치매는 모든 가족이 짊어져야 할 가족의 병이다. 따라서 가족 중 누가 혼자 짊어지고 가기에는 너무나 고통스럽고 힘든 병이다. 가족 모두가 함께 나서서 예방과 치료에 동참해야 한다. 여기에 사회적 지원 역시 필요하다. 사회적 지원을 받기 위해서는 그 분야에 대해서 공부하고 찾아다니는 노력이 필요하다. 치매는 이제 남의 일이 아니라 언제 우리에게 닥칠지 모르는 질환이다. 누구나 싫어하지만 찾아오는 이 문제를 해결하기 위해서는 자신감과 의학적인 지식, 이해가 절실하다.

당신의 가족이 설령 치매에 걸렸다고 하더라도 생명이 끝나는 순간까지 희망의 끈을 놓아서는 안 된다. 희망이 없다는 생각은 조금도 하지 말자. 고칠 수 있으며, 반드시 고치겠다고 생각해야 한다. 우선 긍정적으로 생각하고 최선을 다할 때 보답이 따르는 법이니 조급해하지 말고 조금씩이라도 더 나아지는 방법을 찾자.

덧붙여 치매 가족을 둔 보호자에게 가장 필요한 것은 그 환자에 대한 '사랑'이다. 치매 환자를 보살피고 뒷바라지하는 것은 힘든 일이다. 그렇더라도 환자를 치료하는 의사, 가족, 친구

모두를 사랑할 수 있어야 한다. 희망을 가져라. 희망은 살아갈 힘과 용기를 준다. 사랑을 품고 희망의 끈을 놓지만 않는다면 치매라는 힘겨운 싸움에서도 지치지 않고 이길 수 있을 것이다.

참고자료

〈치매 당신도 고칠 수 있다〉 양기화 저, 중앙생활사

〈뇌는 늙지 않는다〉 다니엘 G. 에이멘 저, 브레인월드

〈치매, 음식이 답이다〉 한설희 저, 싸이프레스

〈우리 엄마 84.6세까지 치매 막아 드리는 42가지 방법〉 김양래 저, 고래북스

〈치매, 이길 수 있는 전쟁〉 안준용, 석남준, 박상기 공저, 비타북스

다큐 시선 〈치매와 함께 사는 사람들〉

〈치매를 산다는 것〉 오자와 이사오 저, 이아소

〈치매 예방과 최적의 기억력〉 아론 P. 넬슨 저, 조윤커뮤니케이션

〈여자가 치매 안 걸리고 100세까지 사는 습관〉 시라시와 다쿠지 저, 태웅출판사